大展好書　好書大展
品嘗好書　冠群可期

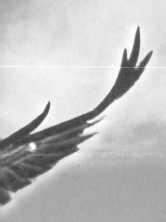

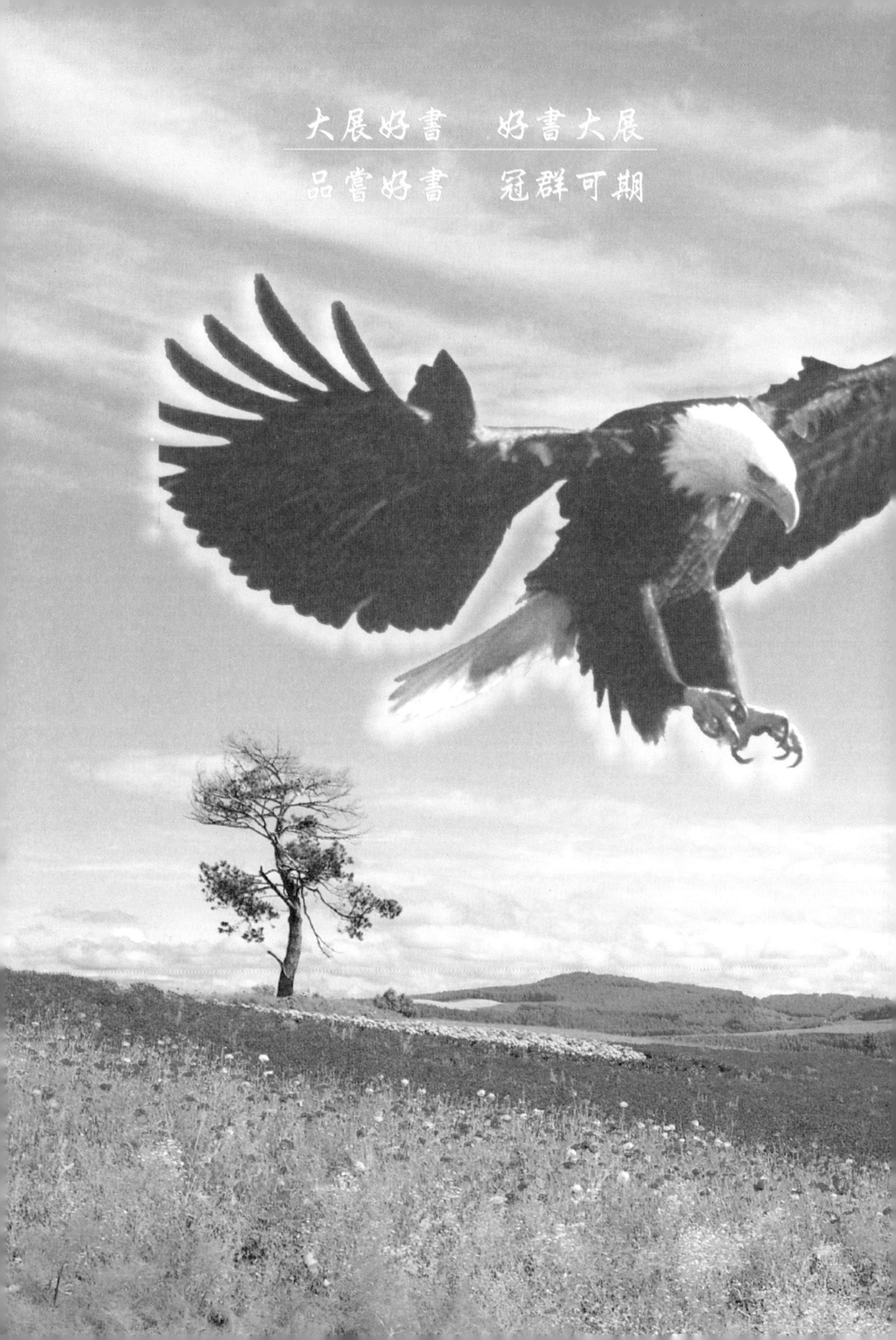
大展好書 好書大展
品嘗好書 冠群可期

元氣系列8

芝麻神奇健康法

小林貞作／著
高淑珍／譯

大展出版社有限公司

序言——由健康及美容層面重新省視芝麻的神奇力量

「芝麻開門」是天方夜譚中著名的咒語。

事實上，芝麻就如同此咒語一般，蘊含不可思議的力量。自古以來，它被埃及人視同秘方，就連中國的漢方也視它為不老長壽的妙藥。

近來隨著醫學的進步，這種力量的秘密日漸被解開。芝麻可提高肝功能或自然治癒力、預防肥胖及癌症的效果等，不可思議的力量十分受人矚目。芝麻不僅是人間美味之一，也能開拓人類的未來。

目錄

第1章 提昇肝功能再也不會宿醉！〔芝麻的卓越功效〕

目　錄

第2章 芝麻之「不老長壽效果」的秘訣在於力格那

〔芝麻為何有益健康〕

第3章 善用芝麻料理健康又長壽

〔芝麻的食用方法〕

第1章

提昇肝功能再也不會宿醉！

——〔芝麻的卓越功效〕

1. 由於芝麻的作用再也不會宿醉，肝功能變好

芝麻是「可吃的藥丸」

自古以來，芝麻即被視爲經常食用，可補充活力的長壽食品。即使在漢方上，也曾列舉芝麻有强精、活血、促進內臟功能，美化肌膚及頭髮等藥效，而被當成是重要的「藥品」。

事實上，芝麻除了含有豐富的良性蛋白質及脂質外，也含有大量的鈣或鐵等礦物質，營養價值十分多元化。由現代營養學來看，也是非常優良的營養食品。難怪易缺乏蛋白質等營養的古代人，會如此重視芝麻；正因爲芝麻是活力的泉源。

但是，芝麻的價值不只是提供蛋白質或脂質等營養。到了最近人們已證實，一粒小小芝麻所蘊藏的力量，正超出人們可想像的範圍。

芝麻內含各式各樣的成分。這些成分構成芝麻獨特的香味和風味；但有關這些成分一進入人體，會產生何種作用或功效，卻一直是個謎。今天，經由許多研究人員的努力，謎底一一被揭開。所以，昔日流傳下來之芝麻功效的秘密，並非是迷信或誇張，也經由科學的實驗證實。

雖然目前尚未全盤解開芝麻的秘密，但單看現在已瞭解的部份，即可明白芝麻的威力。它不僅可預防老化或成人病，還可提高肝功能，可說是對現代人之健康有充分助益的神奇食品呢！

外表小又不起眼的芝麻，力量卻無窮；在那微小的身軀中，裝滿「健康的要素」。我稱芝麻爲「可吃的藥丸」，但其功效是一般的營養劑或藥物所不及的！首先介紹「芝麻的威力」之一。

芝麻所含的芝麻力格那可提高肝功能

爲保護肝臟，大部份的人都會讓肝臟獲得充分的休息；但對酷愛飲酒的人而言，比較介意的還是肝臟功能衰竭或疾病吧！

日本人和歐美人相較之下，大部分人的體質都是不會大量飲酒導致肝硬化，因飲酒過量造成肝硬化的情形似乎比較少。不過，酒精消費量若成比例地增加，酒精性肝功能障礙也會增加卻是事實。再者，即使肝臟受損形成肝硬化，在今日發達的醫療技術下，已不像從前是「致死的疾病」；但它仍是令人畏懼的疾病。

爲防止肝功能障礙，除了每週應限制飲酒的量外，還要注意營養的均衡。以日本酒而言，一天的飲酒量要限制在二合。

事實上，這些注意事項在現今日本的社會中，實行上十分困難。例如，你去參加一個應酬，若告訴別人：「我一天的酒量僅限於此，不能再喝了！」恐怕會招來別人的不滿，甚至於影響人際關係。有時候，還會對工作帶來負面的影響。

而肝臟在乎的是不能停止喝酒或不想停止喝酒——像這種解開「飲酒之困擾」的答案，正是芝麻的成分。

它就是僅佔芝麻一％的力格那配糖體（或者是力格那類緣體）。力格那存於各種植物的根、莖、花、種子等，種類也十分繁多。芝麻力格那的種類很多，醫學上也已證實它可提高肝功能。

吃了芝麻力格那的白老鼠抗酒精力增強

首先以白老鼠做實驗，觀察芝麻力格那的功能。

把白老鼠分成兩組，一組餵添加芝麻力格那的食物，另一組吃一般的食物。然後給這些白老鼠喝酒，由血液檢查這對肝臟有何影響？

結果發現，吃了些芝麻力格那的那一組，肝功能幾乎沒有變化；相對地另外一組，肝功能明顯下降。

更詳細地說，吃了芝麻力格那的那組白老鼠，血液中的GOT和GPT之活性數值，幾乎沒有變化。但是，未吃芝麻力格那的白老鼠，數值急遽升高。

有關於血清GOT和GPT，或許有些人曾有被醫生如此告示的經驗：「你的GOT數值稍高，要節制飲酒量！」

當人們接受健康檢查時，血液檢查一定會調查這兩種數值，以檢查肝功能是否異常。所以，可能也有很多人聽過GOT和GPT。它們都是肝臟內部的酵素；當肝臟細胞受破壞，大量釋出於血液中時，由這兩大數值即可明白肝臟目前的狀態。

重要的是，由使用白老鼠的實驗結果可知：芝麻力格那具有預防酒精破壞肝臟細胞的功能。

此外，這兩組白老鼠「酒醉的方式」也不同。喝了酒之後，血液中的酒精濃度會如何變化呢?結果只喝酒的白老鼠，血液中的酒精濃度升高，隨著時間的加長，濃度慢慢降低。可是，攝取芝麻力格那的白老鼠，喝了酒之後，血液中的酒精濃度顛峰降低，而且，很快就褪了下來。

這是因爲攝取芝麻力格那的白老鼠，肝臟的酒精分解機能充分運作，即使喝了同量的酒，出現在血液中的酒精也會變少。而血液中的酒精濃度，和酒醉的程度有很大的關係。

即使是人類，酒醉的方式也因人而異；隨著血液中酒精濃度的升高，由微醉進入酩酊大醉的狀態，甚至於最後因急性酒精中毒危及生命。

攝取芝麻力格那的白老鼠，血液中的酒精濃度會下降。這意味著，芝麻力格那擁有即使喝了酒也不易醉，就算酒醉也能儘快清醒的效果。

因這時的實驗對象是白老鼠，無法聽牠們講酒醉的感覺如何。但觀察未攝取芝麻力格那，只喝了酒的白老鼠，發現牠們步伐不穩，似乎處於宿醉的狀態。

相對地攝取芝麻力格那的白老鼠，就像沒喝醉酒的樣子，步伐穩健。由此可知，芝麻對於肝臟的酒精解毒，可發揮最大的功用。

攝取芝麻力格那便不易宿醉

曾經喝過酒的人，或許都有宿醉的體驗吧！那種頭痛欲裂、胃疼、想吐、暈眩等不適，真令人想對天發誓：「下次再也不喝酒了！」

宿醉也和肝臟機能有很大的關係。酒進入體內後，酒精於肝臟被分解，最後形成水和二氧化碳排出體外；但在這個分解的過程，會產生乙醛這種物質。相信很多人都聽過這個乙醛，正是導致酒醉或宿醉的元兇。有關人們爲何會引起酒醉或宿醉，原因並不完全清楚，但被認爲最可能的因素，正是「乙醛」。

如果肝功能良好，分解過程即由酒精轉成乙醛，再由乙醛形成水和二氧化碳，分二階段順利進行，就不易宿醉或酒醉了。

可是，若肝功能低落，或攝取超越肝臟分解能力的酒後，在乙醛的作祟下，人會很不舒服、頭痛、想吐！

接下來，在乙醛完全被分解以前，只有一直等待有效的對策出現。

在先前白老鼠的實驗中，測定喝了酒的白老鼠血液中之乙醛的量。結果攝取芝麻力格那的那一組，和另一組相比之下，數值爲低。這顯示出，攝取芝麻力格那的白老鼠，好像比較不會有宿醉或酒醉的困擾呢！

資料顯示芝麻力格那可提高肝功能

由先前的白老鼠實驗可知：芝麻力格那可促進肝臟分解酒精，以保護肝臟。那麼，若用於人類又如何呢？

某一酒廠徵求自願的員工，做了一份調查的資料，結果十分有趣：

首先集合身體健康的男性員工，給他們喝一星期的芝麻力格那。事實上他們喝下去的，正確來說是芝麻力格那中的芝麻明之物質。喝的量是一天一〇〇毫克。

不過，真的喝下芝麻力格那的人數，只有參加者的一半；剩下的一半並沒有喝。當然，這件事並未向參加者明說，所以全部的參加者都認爲自己已喝了芝麻力格那。

這是研究人員在調查藥物的效果時，經常使用的方法，稱之爲「僞藥效果」。例如，

芝麻種子所含的力格那抗氧化成分及其含量

抗氧化物質	含量（mg/100g）
芝　麻　末	3.4
芝　麻　明	490.6
芝　麻　末　林	300.4
芝　麻　末　林　諾	1.1
芝　麻　明　諾	0.9
比　諾　雷　吉　諾	2.1

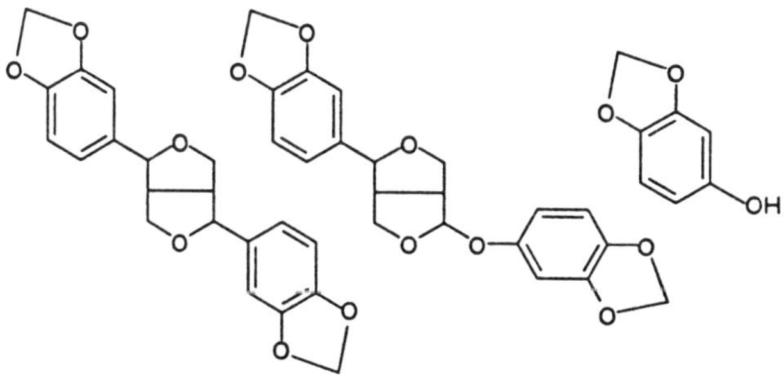

芝麻明　　　芝麻末林　　　芝麻末

芝麻明、芝麻末林及芝麻末的構造程式

明明給他吃的是麵粉，卻暗示他「這是功效良好的藥」，結果他真的會出現如喝下真藥的效果呢！

所以，爲調查藥物是否有效時，不只是比較有喝和沒有喝的人，爲避免這種暗示造成的影響，才會常用這種欺瞞參加實驗者的手法。

就這樣攝取芝麻力格那七天後，給參加者喝酒。爲配合各個人抗酒精的強度，一次只喝三〇～一二〇毫升（平均是六〇毫升）的威士忌。

接下來用溫度記錄器調查參加者臉部的表面溫度，發現全部人的臉部溫度都急遽上升。但是，攝取芝麻力格那的參加者，和未攝取的參加者相較之下，溫度升得快，但也降得快。

臉部溫度的上升，當然受到酒精的影響。由攝取芝麻力格那者的臉部溫度升得快也降得快一事，可推測肝臟的酒精分解能力頗强。

於是，再進行一個更簡單明瞭的實驗，一組給予芝麻力格那，另一組不給，經過一段時間後，兩組均喝酒，再檢測尿液中的酒精和乙醛。結果如次頁所示，給予芝麻力格那那組的酒精和乙醛之濃度，和另一組相較之下卻比較低。

喝完啤酒後測試尿液中酒精和乙醛的濃度

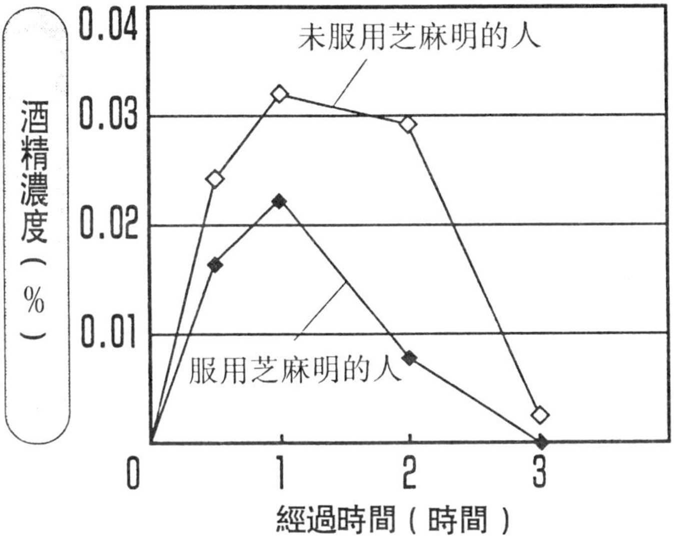

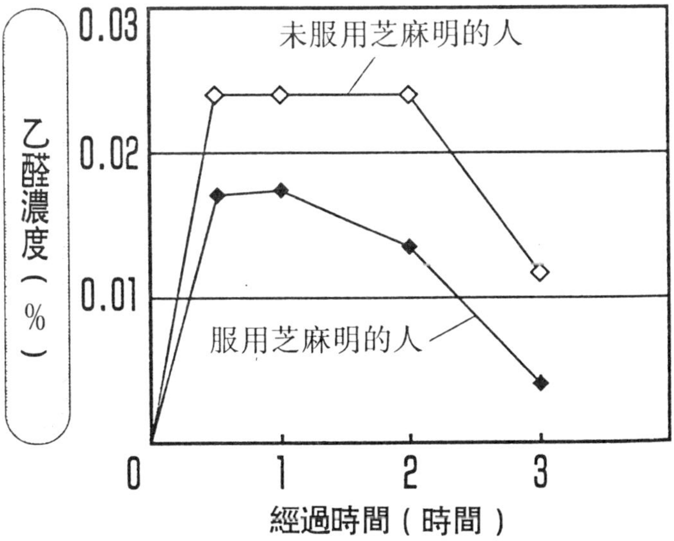

此外，再進行另一個實驗。

給健康的男性每天各喝五十毫克的芝麻力格那，持續一星期；在一開始和七天後均喝啤酒，以後測定尿液中的乙醛量。比較結果可知，七天之後很明顯乙醛的量已經減少。

如前所述，乙醛是酒精被分過程中形成的物質，也是造成酒醉和宿醉的原因。攝取芝麻力格那樣，尿液中的乙醛量會減少，證明它可促進肝臟分解乙醛。

由這兩次實驗可知，芝麻力格那可提高肝功能。

芝麻精可去除肝臟的疲勞

接下來讓肝臟稍感疲勞的人，每天喝芝麻精的萃取物；這種萃取物當然會有豐富的芝麻力格那。於是在一個月後，全部的人接受肝功能檢查，發現半數以上的人數值有改善。半年後再檢查一次，九成的人數值有變化，數值下降至正常值者，也達全體的六〇%呢！

當然這些人在這段期間並不禁酒。在酒廠工作的員工，飲酒也是工作性質之一吧！和其他公司相較之下，原來就喜好喝酒的人恐怕很多。有些人還會四處應酬，而酗酒到天亮呢！

雖然如此地喝酒，但肝功能的數值仍轉好，可見芝麻力格那保護肝臟的效果是多好了！

例如，有位三十歲的業務員，平日應酬多，在參加實驗之前，健康檢查的數值已顯示肝臟有疲態。當時GOT爲五八（正常值爲一〇～四〇）；GPT爲一二八（正常值爲五～四〇）、r—GPT爲三七（正常值爲〇～五〇）。

由此顯示他的GPT數值高出太多。但在攝取芝麻精萃取物的半年期間，各種數值漸趨正常，GOT爲四〇、GPT爲五三、r—GPT爲二〇。

雖飲酒過量早上醒來仍神清氣爽

由這些數值已明白顯示芝麻力格那保護肝臟，提高肝功能的效果。可是，在攝取芝麻力格那的人之中，似乎也有指出各種在數值上未呈現的效果。

例如，似乎有睡醒時神清氣爽、不會宿醉、肌膚變得有光澤、頭髮轉黑等報告。

在這些報告中，最有趣的是，在喝酒前攝取芝麻力格那的話，就不易喝醉了。

這是因肝功能提升的話，進入體內的酒精能逐漸被分解，即使喝下和平日相同的量也不易醉吧！當然喜歡微醉氣氛的人，在喝酒前最好是不要攝取芝麻力格那吧！

有關宿醉，常聽別人說：「喝酒後，在睡覺前若先攝取芝麻力格那，隔天早上會覺得神清氣爽呢！」

像這樣喝酒，就算喝下隔天會宿醉的量，只要攝取芝麻力格那再睡覺，隔天早上會感到神清氣爽，即使有宿醉感，症狀也會十分輕微。

正因如此，隔天早上的會議，仍可有效率地進行，似乎芝麻的威力也表現在想像不到的地方。這時或許有一部分的人會覺得：

「那爲解宿醉而飲酒的樂趣不都沒了……。」

像這種有關芝麻效力的研究，若能更進一步的話，應會有更多的發現吧！

儘管如此，在那一小粒不起眼的芝麻中，究竟蘊含何種神奇的力量呢？

現在，單看芝麻已被發現的功效，即可說芝麻是現代人最有價值的營養食品。有關這點說明如下。

2. 芝麻是現代人最營養的健康食品

芝麻可防止老化和癌症

中國的秦始皇爲求不老不死的靈藥，投注無數的財力和人力。只可惜即使是貴爲一國之尊，掌握强權的秦始皇，對自己的健康問題也無法隨心所欲。

不只是秦始皇，任何人都希望自己始終健健康康，但是人們不可能永遠保有十幾、二十幾歲的年輕。一進入中年，就會覺得：「最近體力衰弱，似乎已開始老化了！」結果得到成人病的人越來越多。人體似乎由二十幾歲開始老化。爲什麼人一上了年紀，身體就會老化，而容易得病呢？

目前老化最令人矚目的原因是，過氧化脂質的問題。簡單地說，就是體內因氧化產生過氧化脂質後，細胞失去活力，細胞膜遭到破壞。這種細胞的衰弱狀況，將會造成體力的衰減，以及內臟等器官之功能的低落。

上了年紀的人，過氧化脂質一增加，會剝奪細胞的活力，結果肌膚容易出現老人斑或皺紋。

尤其是被稱爲老化現象之指標，長在皮膚上的老人性黃褐色素，亦即俗稱的老人斑，即是由過氧化脂質與變性蛋白質結合產生的脂褐素形成的。

而且，這種過氧化脂質不僅會帶來老化現象，還會提高發生成人病或癌症等疾病的危險性。過氧化脂質使細胞喪失活力，體內各器官也出現異常；這種異常終會導致疾病的產生。所以，過氧化脂質是現代人健康的大敵！

芝麻正是可以防止這種過氧化脂質於體內形成的食品。不論芝麻或芝麻油均含有大量，可防止人體內的脂質因氧化而形成過氧化脂質的抗氧化物質。例如，把自芝麻油萃取的芝麻明諾之物質給白老鼠吃，就不易增加過氧化脂質了。

最近，黃綠色蔬菜所含的胡蘿蔔素，因具有防癌功能而受人矚目，這種胡蘿蔔素也是抗氧化物質之一。此外，被認爲具有讓人年輕之功效的維他命E等，也是抗氧化物質。此外還有各式各樣的抗氧化物質；若能由飲食中充分補充這些抗氧化物質，可達到防止老化的效果。

芝麻正含有大量其他食物所没有，人稱芝麻力格那的抗氧化物質。

如果說芝麻是現代人防止老化、癌症以及成人病的長壽健康食品，絶不爲過！

植物油眞的對身體有益嗎？

或許「過氧化脂質」、「抗氧化物質」等專有名詞讓有些人不易瞭解，在此再加以説明！

脂肪問題是人們考慮到營養及健康時，經常被提出的話題。正因爲大家都知道攝取太多的脂肪，除了肥胖，還會對身體造成各種不好的影響，所以，有些人才會視脂肪爲大敵，想盡辦法自飲食中加以排除。

其實這種脂肪的問題，指的就是膽固醇的問題。尤其是肉類或乳製品内的動物性脂肪，不僅會提高膽固醇值，還會增加壞的膽固醇，甚至引起心臟病等疾病——這是一般大衆的想法。

但相對於動物性脂肪，植物油因可使膽固醇值下降，並增加好的膽固醇，而受到大衆的極力推崇。所以，人們在沙拉醬、油炸物中使用植物油；用植物油製成的人造奶油取代奶油，或使用植物油製的鮮奶油等等，這種對植物强烈推崇的信念，至今仍根深蒂固呢！

動物性脂肪和植物油的不同，就在於脂肪的構造。脂肪是由脂肪酸形成的；相對於肉類等的動物性脂肪被稱爲飽和脂肪酸，植物油則以亞麻仁油酸等，俗稱的不飽和脂肪酸爲主。這種不飽和脂肪酸降低膽固醇數值，增加好的膽固醇。

最近，對身體有益的魚類油脂，尤其是青肉魚類的青花魚和沼丁魚，含大量的EPA和PHA不飽和脂肪酸，和牛、豬肉相形之下，魚類更是有益健康的食物。

可是，不論多有益健康的油脂，若攝取大量的植物油，仍會出現數量過剩，肥胖等問題，呈現過氧化脂質的危險性。如前所述，植物油容易形成導致老化、成人病或癌症的過氧化脂質；這是因爲植物油的不飽和脂肪酸，是非常容易氧化的油類。

但是，只有芝麻油蘊藏著不可思議，且不易氧化的秘密。

芝麻油有益健康

所謂氧化，就是某種物質與氧氣結合而引起的化學變化。例如，鐵鏽即鐵因空氣中的氧氣形成氧化而出現的。

家庭主婦應該都知道，放久了的植物油會形成泥稠狀，散發難聞的味道。這是因植物油接觸到空氣的面，因空氣中的氧氣而被氧化，形成過氧化脂質。這些被氧化的油，也慢慢使同一容器中的油氧化了。這就是俗語所說的「油變質」或「油劣化」。

像這樣，過氧化脂質會使自己周遭的脂質氧化。所以，若吃下已經氧化，形成過氧化脂質的植物油，會使身體的脂質氧化，增加人體健康的大敵——過氧化脂質。

植物油受到日曬，或經過高溫加熱，都會慢慢氧化。所以，吃了用回鍋油炸過的甜不辣等食物，會有胃不舒服，肚子不順之感。

因此，放在商店前面經過日曬的炸馬鈴薯片或餅乾，最好不要購買；因爲它們被日曬後，油的成分已變質，風味大落，對身體不好。

所以，若顧及過氧化脂質的問題，植物油要經常換新。稍不注意，就會吃到對身體健康不好的油。有關這點，可安心使用芝麻油。芝麻素有「油糧種子」之稱，含有大量的油脂。以食品成分表來看，每一〇〇g的芝麻含五一·九g的脂質；芝麻成分的一半可以說都是脂質。

芝麻還有保存性良好的特徵，即使放久也不易變質。放久的芝麻再拿來炒，仍具有獨特的香氣；這是因爲芝麻的油脂含有不易氧化的脂質。

所以，由芝麻攝取的芝麻油，氧化的安定度也很高。「這麼說的話，就很少聽說芝麻油會壞了呢！」

或許家庭主婦會如此認爲。不易氧化的芝麻油，可以不介意過氧化脂質放心地攝取。而避免吃下過氧化脂質之類的東西，才能確保健康；這意味著，芝麻油果真是有益人體健康的油品。

烹調料理時，常用很多油的中國人，從古老開始就愛用芝麻油，大概也是因他們自體驗中得知芝麻油有益健康吧！

芝麻或芝麻油可防癌症

講到芝麻的功效，就要再說明這種過氧化脂質的問題。

前面曾提到人一上了年紀，體內的過氧化脂質會增加。這種過氧化脂質形成的原因，就是因接觸到活性氧。人體攝取氧化的油，也會使過氧化脂質增加；但比它更可怕的是活性氧。

氧氣是人類生存的一大要素。在沒有氧氣的地方，又沒戴上氧氣罩的話，人類就不可能活下去。人經由呼吸把氧氣吸入體內；但進入人體的氧氣若產生變化，反而會危害人體。這就是活性氧；在日光浴或激烈運動時，可說最容易形成這種活性氧。

活性氧何以有害人體呢？這是因爲它是一種十分不穩定的物質，指和其他物質結合尋求穩定。當某一物質和氧氣結合後，意味著此物質已被氧化；而容易被此活性氧氣化的物質，就是細胞膜中的脂質。

細胞膜的構成主體是脂質和蛋白質；一旦脂質遭到氧化，膜會剝落而漸趨老化。亦即，身體的脂質被氧化，形成過氧化脂質，正是活性氧造成的傷害。

人類一有生理性的活動，或多或少會發生活性氧。但是，就算體內形成活性氣，只要可以抑制這種活性氧的運作，即可預防它造成的傷害。而抗氧化物質正可抑制它的運作。

爲了人體的健康，我們應該多具備這種抗氧化物質，免於活性氧的傷害。

可是，隨著年齡的增加，這種抗氧化物質變少，功能也轉弱，因而容易形成過氧化脂質，造成老化，癌症及成人病。

所以，上了年紀的人，應由飲食大量攝取抗氧化脂質，以防過氧化脂質的產生。此外，年輕人若吸煙過量，也容易發生活性氧，單靠身體原有的抗氧化物質，是無法完全保護身體的健康。這時，也需要由飲食中補充抗氧化物質。

日本防癌研究所所長平山雄，也大聲疾呼人們自飲食中充分攝取氧化物質，以預防癌症。而芝麻正含有各種抗氧化物質。

例如，被稱爲芝麻末的物質，或一種被叫做r—生育酚的維他命E等等。這種r—生育酚在維他命E中，抗氧化作用特別强。

這種抗氧化物質，原本是爲了使大量含於芝麻內的油脂成分不會氧化；若進入人體內，也可防止活性氧帶來的傷害呢！

由以上可知，芝麻或芝麻油原本就具有不易形成過氧化脂質，且會大量抗氧化物質的雙重意義，能確保現代人的健康。

爲預防成人病更應攝取芝麻

現在，二十或三十幾歲，有高血壓或心臟病、糖尿病等成人病之困擾的人實在很多。

四十幾歲的人約有一成有糖尿病的煩惱；而且，罹患直腸癌症的人數也增多。

也有人表示，這類成人病只要長壽的人口增加，當然罹患人口也會增加。因爲人的平均壽命較短的時候，很多人在得到成人病之前就已死亡。另外也有人提出，若不想得到成人病，唯有早死一途的說法。但事實上，即使在醫學極爲發達的現在，還是未能找到預防成人病的關鍵。

而且，一旦罹患了某種成人病，很少人可完全治癒，一生都將與此病糾纏不休。

這意味著，幾乎所有的成人病，都不是像結核病或傷寒一般，由病毒或病原菌入侵體內而引起；而是在飲食等日常生活中，構成疾病的原因。因病原菌引起的疾病，只要去除此病原菌即可治癒。就連目前聞之色變的愛滋病，只要找出針對愛滋病毒的特效藥，它再也不是令人恐懼的疾病。

可是，成人病就不同了。即使是癌症，致癌物質等仍可被去除；但如同是否容易罹患癌症，和性格有極大關係的說法一般，這似乎不是一個因致癌物質才會得癌症的單純問題！

此外，如果過著易肥胖的生活，造成過度肥胖的話，會加重心臟的負荷，也容易罹患疾病。就連過氧化脂質的問題，活性氧的出現也和每天的生活有莫大的關聯。

亦即，成人病和現代人的生活方式有很大的關係，所以，現代的醫學也沒有有效的對策，去預防或治療這些疾病。

而且，畢竟現代人過的生活，容易影響自己的健康。例如，運動不足，壓力等都對身體有不良影響，但現代人明知這點卻無法避免。在生活便利、運輸工具發達的前提下，現代人的運動量必定不足，體力也日益低落。

據說壓力會使人的免疫力降低而容易生病；只要生活在這個密集忙碌的社會，就避不開壓力的侵襲。

像這樣生活於「不利身體」之環境的現代人，更有必要自飲食中，積極攝取創造健康的妙方——芝麻。

芝麻油可去除高血壓的煩惱

在此就芝麻有保健功效的例子來看，試舉幾個雜誌上介紹的例子。

首先是一個有高血壓困擾的六十歲男子。他的膽固醇值高達三〇〇毫克，血壓的最高、最低血壓分別爲一七〇、一一〇左右。所以，必須服用降血壓的藥物，但因副作用太大，就想試著換成飲食療法控制血壓，於是，找到專門的醫生，洽詢每天的飲食事宜。

首先，他儘可能減少動物性脂肪的攝取，以芝麻油取而代之。不管是吃青菜沙拉，或油炸食物，完全使用芝麻油。

結果，二個月後，體重未減輕，但最高、低血壓已降至一五〇和九〇左右。一年之後，最高、低血壓已趨於一二〇和九〇的穩定狀態。

就在這個時候，多多攝取芝麻油可降血壓，乃是人們經常談論的話題。這是因爲芝麻所含的亞麻仁油酸，變成前列腺素這種「原料」所致。亞麻仁油酸一進入人體，先在肝臟形成某酸，再變成具有調節人體機能的荷爾蒙——前列腺素。而這種前列腺素，就有抑制血壓上升的作用。

說得明白些，就是前列腺素系列中的前列腺素E等物質，可使血管擴張，避免血小板凝結，所以，才可以使血壓下降。

前面所提的患者，不僅以芝麻油取代油脂，同時也減少鹽分及酒精的攝取量。在這種雙管齊下的努力後，血壓終於下降。膽固醇也減爲一五〇毫克，去除動脈硬化的威脅。

芝麻和纖維食品使血壓保持正常

前面已介紹過用芝麻油治療高血壓的例子。現在再介紹一位年約四十五歲之家庭主婦的例子。她本身酷愛甜食和油炸食品，而且也愛杯中物。雖然身高不滿一五〇公分，體重卻六十幾公斤。或許因太胖了，懷孕時也曾引起妊娠毒血症。

她除了妊娠毒血症外，在身體方面並未覺得有什麼問題；但到了四十五歲；最高血壓爲一五〇～一六〇，最低血壓爲九〇～九四，有輕微高血壓的現象，才覺得緊張。

首先針對過胖的問題，嘗試減少食量；但她老覺得肚子餓想吃東西而效果不彰。

於是，醫生建議她多吃芝麻油和食物纖維主要的菜單是麥糠、芹菜、胡蘿蔔、筍子、蒟蒻等；且芹菜或胡蘿蔔等以芝麻油炒過食用。其中的麥糠和蒟蒻分量充足，可給人帶來飽脹感，但其成分幾乎都是纖維質，可防熱量過剩。

此外，如衆所皆知的，纖維質並沒有作爲創造身體之營養素的作用；但它可調整腸胃功能，防止血糖值急遽升高，故被稱爲「第六營養素」。

芝麻本身的纖維質含量高達一二％，所以若不把蔬菜用芝麻油來炒，也可以用芝麻涼拌。

結果這位女性按這種飲食計劃實行後，體重順利減輕，半年間減至五十公斤，最高和最低血壓也降至正常的一四〇和九〇。

人們攝取食物纖維、食量減少，可減輕心臟的負荷，而芝麻油中的維他命E等，也對身體有良好的助益。因爲維他命E可使血管軟化，讓人重拾年輕的效果。

長期保持年齡之「特別食品」的秘密

有位著名的醫師已七十高齡，但至今仍保有令人驚異的年輕外貌，每天神采奕奕地爲患者看病。他平日的活動方式就像完全不知疲勞爲何物；而他健康的秘密，似乎是每天所吃的「特別食品」呢！

說是「特別食品」，倒也不是什麼昂貴的特殊食品，只是在生胡蘿蔔泥中加滿芝麻罷了。如果這些材料可以立即取得的話，做法也不會特別麻煩或困難。

這位醫師表示：「吃了這種特別食品後，不管到了幾歲，我都覺得神采奕奕呢！」

這份特別食品由內容來看，除了芝麻所含能大量均衡的營養素外，還添加胡蘿蔔的β

胡蘿蔔素，它可在體內發揮維他命A的作用，可說是健康的食物。

這種「特別食品」的由來，雖說只是傳聞；但由芝麻著眼的話，也不得相信它的真實性。如同到目前爲止所說的一般，芝麻和芝麻油可保衛人們的健康。

如果你也想時時保有充沛的體力，不妨也試試芝麻飲食法。也可如同這位醫師所言，親手調製「特別食品」，隨時放在餐桌上即可食用。油炸食物時，可使用香味、色澤濃郁的芝麻油。

芝麻不僅有益健康，味道更是甜美，其香氣還可刺激人的食慾呢！不論多麼有益健康的食物，若味道像藥一樣難以下嚥，恐怕很難被接受。有關這點，芝麻真是得天獨厚，風味絶佳呢！

用芝麻做涼拌，可更加襯托出蔬菜的美味；不過在好吃的同時，注意飯別吃得過量，以免體重增加。

3. 芝麻有提升頭及身體健康的神奇力量

芝麻可使人的頭腦變好

俗稱東洋醫學的中國醫學，對於「成人難治既成的病，可治未成的病」一語有相當精闢的見解。這句話是說，生病之後的治療，非真正的治療；不讓疾病成真，才是真正的治療。

因此，飲食生活才是根本。飲食不只單爲了滿足人的食慾，也是預防疾病，維持健康的根本。中國自古所說的「醫食同源」或「藥食如一」，表現出重視預防醫學的認知。

中國由這種飲食思想的健康觀念，衍生出各種學問，本草學即爲其中之一。這是一本有關藥草的書籍，詳細說明某種藥草如何有益身心或可治某種疾病。當然，還有各種有關芝麻的研究。

中國最古老的醫學書籍，神農氏所著的『神農本草經』，是首次記載芝麻功效的文獻。書中把黑芝麻比喻爲不老長壽的「帝王之藥」或「生命之源」。

此外，還說明芝麻有「裝填腦部的作用」，即使腦部活性化，頭腦更聰明。中國有著名的科舉制度。每位秀才爲通過這道窄門，必須面臨激烈的競爭。或許這些秀才也會攝取芝麻强化腦部吧！

再者，表中還表明，芝麻不僅有治療內臟衰竭或潰瘍的作用，還可使肝、心、胃、肺、脾等五臟活性化，增加體力及精力。

到了明朝出版的藥學事典『本草綱目』，也詳加介紹芝麻的功用。例如書中記載「芝麻充填五臟，可益氣力，長肌肉、填腦髓。久久服用神清氣爽、不老不衰。」亦即强調若長期食用黑芝麻的話，身體的活動會更敏捷，也可防止老化。

芝麻的五大功用

在「醫食同源」這種基本思想下，中國人認爲飲食生活可大幅影響人體的健康，而醫療的根本就在飲食。在這種根深蒂固的觀念下，出現了中國食養醫學這門學問。

這就是不斷研究食物的性質，並充分瞭解每個人的體質，才知何種體質的人，最適合吃何種性質之食物的學問。

其中，芝麻的效用也被人大力促銷。尤其舉例芝麻的七大功用——通便、健胃、强化視力、强化聽力、强化筋骨、治療失眠、治療神經痛。在此簡單的說明其中幾項功用：

(1)通便功用……改善便秘的毛病。不過，無法治療體力過於充沛的緊張性便秘。若體內水分不足，腸內水分也不夠而引起便秘時，可藉著芝麻的潤性增加腸內水分，治療便秘的毛病。

(2)健胃功用……胃弱、胃痛、胃消化力不佳的人，可以在飯中加入大量的芝麻食用。

(3)强化視力功用……這裡並不是指治療近視、遠視或亂視的强化視力；而是吃了芝麻後，和同年齡的人比起來，比較不會得老花眼，或在陰暗處也能看得清楚的强化視力。如果眼部不會引起障礙，視神經機能可强化，表示芝麻的效果很大。

(4)强化聽力功用……使耳朵的聽覺變得敏感。視力的强化若指「明」，那聽力的强化就是「聰」。所謂的聰明，原本並不是指腦筋好，而是說視力及聽力很好的人。

(5)强化筋骨功用……長期食用芝麻，可强化骨、牙的堅硬組織，對肌肉尤其是心肌的收縮作用更有幫助。此外，還可適當地調整肌纖維或神經纖維的興奮傳送作用。

芝麻源自產生人類化石的非洲

由以上可知，中國自古以來就十分重視芝麻；而日本致力流傳之芝麻的效力，也是受到中國的影響吧！但是，認同芝麻具有神奇力量的國家，並不限於中國和日本。非洲、地中海各國、中東、印度等等，歐亞大陸的國家，也是自古以來就十分重視芝麻的神奇力量。

或許我們也可以說，由於有些芝麻才能孕育豐富的古文明。在此想說明的是，芝麻如何創造人類的健康，如何對頭腦的活動提出貢獻。

食用芝麻的原產地，就是野生芝麻也自行生長之熱帶非洲的草原地帶。這裡據說也是世界最古老的人類化石艾雷克特斯人的誕生地；所以，若說人類食用芝麻向進化之路邁進，一點也不爲過。

在這裡可以想像，一開始發現食用的芝麻時，土著是何其雀躍啊！在這個草原地帶，是以玉米、小米、稷等雜糧爲主食。但單吃澱粉類的食品，易缺乏營養，而且，味道也好不到哪裡去！

在芝麻出現之前，人們大概是由奶油樹或油椰子等取出油脂。但這些種子的油脂有股難聞的臭味，當作燈油使用的情形遠大於食用油吧。

對於向來只知這種難聞油脂之古代草原居民而言，芝麻味道之鮮美，果真叫他們十分驚訝吧！況且，這種芝麻也是相當容易栽種的植物。據說稻科植物的種子繁殖力相當强；但一棵稻穗的種子數目，充其量只不過是一〇〇～二〇〇粒。可是，原始的芝麻，一棵可結上萬粒的果實呢！

古文明誕生的原動力——芝麻

像這樣，懂得栽種芝麻當作食物的草原地帶之居民，飲食生活也明顯獲得改善。和營養來源幾乎全部都仰賴澱粉類時相比較，加了芝麻的油脂和蛋白質後，營養已大幅提升。而且，油脂成分高的芝麻，只以少量即可補充熱量；再加上芝麻的香氣和風味宜人，也成爲人們飲食的一大樂趣。

在這種飲食生活改進，體力及精神也有餘力的同時，不就會產生新的文明嗎？

飲食生活的品質和豐裕有莫大的關係。例如，根據該國的國民所得，可改變國民營養攝取的狀態。當國民所得越低，就會以售價較便宜的澱粉爲主食。

若國民所得提高，會增加脂肪和蛋白質的攝取量；當國民生活到達豐裕的水準後，就會形成以脂肪取代澱粉的高脂肪主食。即使是日本，在戰前的匱乏時期，一般的平民幾乎都吃不到魚肉類，而自米麵食攝取蛋白質。

但是，隨著生活水準的提昇，人們吃了太多的肉類，飲食生活反而出現脂肪攝取過度的警告。

有關今日的日本，精神層次是否豐裕是值得正視的問題；但把心理問題加以放大，也是許多人所關心的深層層面吧！

再把話題轉回芝麻。由於芝麻的出現，古代草原居民的飲食生活，宛如國民所得增加時一樣，變得豐富多了。而且，初期的文明，如草原農耕文化也開出絢爛的花朵。

像這種創造文明開創之契機的芝麻，聽起來或許有些牽强附會；但芝麻或許可使人類的腦筋活動更靈活，也就是說，它是世界上最早的健腦食品呢！

一粒芝麻的價值等於一頭牛

起源於非洲草原地帶的芝麻，隨後不久就流傳至美洲新大陸以外的世界各地。芝麻有卓越的營養價值，風味超群，保存性佳，且輸送方便，當然會成爲衆人追求的食品。所以，隨後也留下許多有趣的插曲！

話說遠自北方前來和草原的農民交易的埃及商人，起初在尼羅河中游見識到芝麻的香氣和風味後，就驚爲天人。於是，埃及商人一心一意想取得這些芝麻，甚至有只要一粒，也想種在自己土地上的衝動。所以，他們向農民提出用牛交換芝麻的交易。

對草原的農民而言，芝麻是珍貴的食物；但對他們而言，牛更是使芝麻產量倍增之不可缺的生畜。於是，雙方就決定用一粒芝麻交換一頭牛。

這傳説似乎有些誇張，但中國唐代也有類似的故事。在連接長安到西藏拉薩的吐蕃古道，也有一把鹽交換一頭驢子的故事。所以，一粒芝麻的價值等於一頭牛的故事未必是吹牛。

原來在古埃及的芝麻爲熱帶性植物。但也許是對環境變化的適應力增强，在埃及地區變成溫帶性的芝麻。而在這種溫帶氣候培育的芝麻，隨後流傳至世界溫帶地區的國家。在另一方面，非洲東部的人民，和亞洲的海洋民族不斷交流，和熱帶性芝麻交換東南亞原產的香蕉，結果芝麻就推廣到印度或印度支那半島。

芝麻是神賜的恩物

最早發現芝麻的祖先，是如何擁抱芝麻的好處，由『芝麻是神創造的永生植物』，亦即芝麻是神賜的恩物一語就可明白。這就是最古老的聖經『希伯來語聖經』，或古埃及的亞述文明，印度神話等記載的語彙。也可以說，古文明璀璨處即芝麻的所在。事實上，在世界四大文明之處，都可看到芝麻的存在。

例如，在世界四大文明地之一的美索不達米亞，由烏爾王朝第三王朝宮殿發現的粘土板上可看到以楔形文字記下，自西元前三〇〇〇年開始栽培芝麻一事。而且，在巴比倫遺跡（西元前二〇〇〇年左右），還挖出許多的芝麻化石。大概是此地肥沃，才能大量栽種芝麻吧！

而進入印度的芝麻，在當地經過品種改良後，卻能收取更多的種子。在印度西北方發

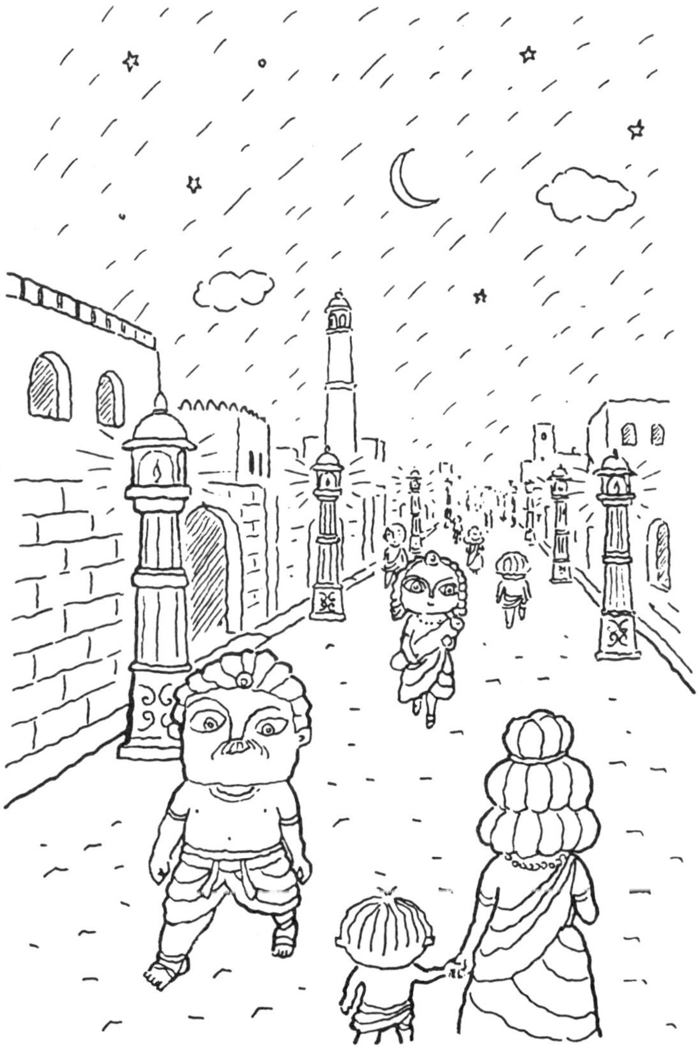

古代都市街燈使用芝麻油

生的印度河文明，同爲世界四大文明之一。此文明最興盛的古城市哈拉巴遺跡（現在屬於巴基斯坦），也曾發現大量的芝麻化石。

觀察這個遺跡，可發現街道劃分得十分整齊，兩側的排水溝設施也十分完善。每户人家除了井、浴室和廁所外，還有自大樓高處投垃圾的桶子呢！其文化水準之高令人吃驚；甚至於街上還有街燈呢！

事實上，我推斷這些街燈使用的燈油就是芝麻油。這是因爲在此文明到達顛峰的西元前三〇〇〇年左右，芝麻因新的栽培技術而過於豐收，人們才把它用來當燈油。現在出土的芝麻化石就是這個。

根據人們一向的說法，芝麻進入中國的記錄是西元前一二六年，漢武帝時代張騫由大宛國（現在的中亞）帶回的。其實，遠在比這還早的古代，中國就知道食用芝麻。這是因西元前三〇〇〇年左右的黃河文明遺跡，也可以找出芝麻的化石。

由此可知，芝麻是創造古文明的一大功臣。人類文明的起源與進步全賴芝麻；這不就爲芝麻是健腦食品作了一大見證嗎！

古代奥林匹克的選手也吃芝麻

由以上可知，芝麻和人類的發展息息相關，而有關芝麻之神奇力量的故事，也流傳於世界各地。

例如，大家都知道希臘的奥林匹克，是古代奥林匹克的發源地。奥林匹克競技大賽首次於西元前七七六年召開，然後每四年舉辦一次。古代的奥林匹克大賽，和現在的奥林匹克運動會一樣，如同各國代表選手的競技大會；但也有人說，它原本是爲了獎勵芝麻而辦的比賽。

當生於美國的芝麻移至希臘時，不可思議的是，它居然可適應希臘的水土。這可能是希臘爲硬葉樹林帶，冬天雨水多夏天空氣比較乾燥，且雨量較少，生長環境和芝麻的故鄉——草原相似之故吧！這就是現在所看到的，大顆粒之黃色希臘芝麻。

總而言之，在古希臘，芝麻也被視爲貴重的食物。此古希臘醫學之父希波克拉底爲首的許多學者，更大力推薦芝麻的高度營養價值，鼓勵人們在日常飲食中攝取芝麻。

但如衆所皆知，希臘爲首的地中海各國爲橄欖的盛產地，自古即以橄欖油爲代表性的食用油。即使到現在，義大利料理或希臘料理，也常使用橄欖油。所以，古希臘瞭解芝麻之優越效用的人們，還是不能把芝麻推向最顛峰呢！

芝麻發揮其魅力的用途之一，就是用於祭祀宙斯神而舉行的奧林匹克競技中。到了接近比賽的日子，這些奧林匹克大賽的選手，才大量食用香氣及風味均凌駕橄欖的新面孔——芝麻。這也是因人們大肆宣傳，芝麻具有營養與體力之源的功效。事實上，芝麻似乎真有其功效；後來，參加大賽的選手也變得酷愛芝麻。許多選手在古羅馬的陸上競技或圓形競技場表演時，也都會事先攝取芝麻，以培養充沛的體力。

斯巴達士兵的強壯之源——芝麻

我們常聽到所謂的斯巴達教育，它指的是「爲修練身心及教養，對孩子嚴格訓練」的教育方針。這個斯巴達教育的語源，起自古希臘的多里亞人所形成的波里斯典型之斯巴達士兵的訓練。

斯巴達士兵的勇敢及强壯威及鄰國，甚至連遠處的國家也知其威名。而且，斯巴達士兵的訓練十分嚴苛，除了武術外，也要訓練禮節及勤勉度。

爲了訓練出强壯的士兵，他們的飲食似乎也根據營養學加以考量；其中還有食用芝麻的義務呢！平日即以接受嚴格之勤儉、尚武教育的行動派聞名的斯巴達士兵，赴戰場之際，一定要隨身攜帶號稱爲「Ｋ兵糧」（Ｋ之意義不明，大概是芝麻的暗喩）的芝麻。由此可知，斯巴達士兵强化身心之源，真的是芝麻呢！

這些士兵絶不是被强制食用芝麻，而是把芝麻加入菜單中，士兵們渴望似的，一反嚴肅的容顏，表現出身心放鬆的愉快氣氛。這是因只要士兵瞭解了芝麻的好處，就會完全爲芝麻所吸引。也可以說是使士兵們風糜之芝麻帶有的浪漫傳奇吧！

擁有五百嬪妃的國王強精秘訣——芝麻

現在把話題由希臘轉向埃及。這個古文明如人們所知的偉大金字塔，或前面所說的一頭牛換一粒芝麻的故事一般，當時，爲世界上首屈一指的經濟大國。正因爲如此，號稱世界上最古老，出現於西元前一六〇〇年左右，因象形文字記載於紙草紙中，表達五公尺的卷軸醫藥書籍，註明許多芝麻的效用。

其中之一就是「芝麻的春藥功效」。常有大批年輕女性環圍在側，過著舒適生活的古埃及國王，據説擁有來自各地的五百位美女。芝麻在古埃及稱爲「塞姆塞姆」或「塞塞姆」，這就是表現「芝麻爲藥」的語彙。

這裡的藥並非單純的藥，而有春藥之意。埃及國王進王宮之前，似乎都會服用這種芝麻春藥，以發揮最大的體力和精力。

順便要介紹如何食用芝麻。其處方大都是，先把芝麻炒一下，放入鳥蛋中攪拌，或者是加牛奶或蜂蜜煮沸飲用。此外，也可以加入穀物粉或果實（無花果或草莓），一起煮開，呈膏狀時食用。

也許有人介意這種「芝麻春藥」的功效；但芝麻加了高品質的植物性不飽和脂肪酸和蛋白質，或摻加有益身體之果糖的蜂蜜，在營養方面也是優良的滋養劑。連古代的埃及王，只要喝了它，就覺得精神百倍。這意味著，如同咒語一般，只要忍耐喝下某些烤成焦黑的東西，即可呈現如同春藥的效果呢！

此外，以埃及爲首的地中海沿岸國家，最早在宴會席有食用高麗菜、菠菜、蘿蔔等芝麻涼拌食物的風俗習慣。

其中的高麗菜，更是地中海農耕文化下的蔬菜，據説把它煮過，加芝麻涼拌十分好

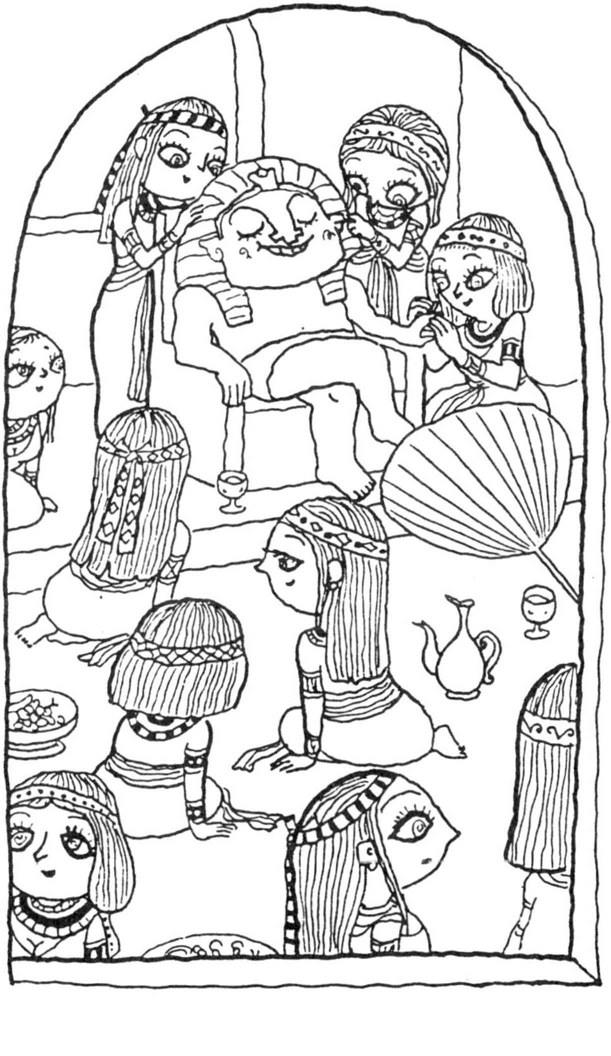

古埃及國王的強精之源為芝麻

吃。這也可防止喝醉酒造成的宿醉；如前面所說，芝麻有保護肝臟的功用。

順便一提的是，生食高麗菜似乎是日本特有的習慣；一般的歐洲國家，都煮過再食用。

不過，把芝麻活用於政治上以張揚國力的是，西元前一二九六年，古埃及一九王朝的拉姆塞斯二世。拉姆塞斯二世年輕時，忙於對外征討；隨著年紀的增長，注力於神殿及理想都市的建設。在都市的各處廣造糧食貯藏庫，以備農作物收成不佳時所需。

他貯臟的糧食主要是大麥和芝麻。尤其是芝麻和芝麻油，當時人們已知它和橄欖或橄欖油的差異，且可長期保存。拉姆塞斯二世認爲芝麻是十分重要的物資，要求手下要十分嚴格地管理芝麻和芝麻油。

所以，他對於配給給農民的芝麻種子、栽種面積的比例、收成，用於神殿儀式的數量，以及王宮的使用量等等，都做了精密的記錄及控制。

當然，我們由酷愛芝麻之拉姆塞斯二世的墳墓，也可挖出加了芝麻的大麥麵包和芝麻香油之化石。

芝麻爲奧林匹克運動會締造新記錄

若把古代的芝麻話題跳到現代，展現芝麻之神奇力量的插曲也是不可或缺的。奧林匹克是來自世界各地之選手的運動會；也是各國選手創造記錄的大舞台。事實上，這裡也是實地證實芝麻各種威力的地方。

例如，在奧林匹克運動大會中，曾有選手連續三次出場都獲勝的例子。雖然我年紀大了，卻還記得他的名字，他就是澳洲的游泳選手馬雷·羅茲。他以墨爾本爲起點，還在羅馬、東京三次參加奧運會，陸續刷新世界新記錄。

他那强而有力的泳技在當時獲得十分良好的評價，甚至被評爲世界最棒的游泳選手。他那强而有力的游技，說明他受過獨特的訓練和體力上的鍛鍊；但熟悉他的人也都明白，他體力的來源其實是芝麻。

羅茲的父親寫了一本名爲『創造世界記錄的營養學』一書；書中明白表示，羅茲游泳的秘訣在於芝麻。在這本書中寫者：「芝麻是馬雷·羅茲每天不可缺少的食物。因爲芝麻含有大量的礦物質，還有一般種子所缺少的鈣質。而鈣質含量之豐超過瑞士乳酪，更爲牛奶的二倍。」

赤脚的馬拉松選手活力的來源爲芝麻

這是二十幾年前的故事。有一位馬拉松選手阿貝貝，由衣索匹亞來到遙遠的日本。令日本人吃驚的是，他居然赤著腳跑過來；而且還獲得壓倒性的勝利。阿貝貝後來以「赤腳的跑者」聞名於世。並在東京的奧運會上獲得金牌。

阿貝貝致勝的秘訣也在於芝麻。當然成爲奧運會的金牌得主時，曾親身表示「這個勝利是芝麻創造活力的緣故。」

衣索匹亞以一種名爲「提夫」的雜糧爲主食。以此提夫爲材料，做成傳統食品「莫吉拉」。其調理方法是，把提夫粉和成半發酵狀態，放入加了芝麻油的大鍋中，烤成直徑五十公分左右，外皮稍焦的大餅。再把它撕開，包入「瓦特」這種膠狀物即可食用。「瓦特」是由香料、肉（蛋）、豆子、蔬菜製成，當然也加了大量的芝麻。

繼阿貝貝之後，還出現許多來自衣索匹亞的世界性馬拉松選手；或許他們都是藉著大量食用芝麻獲取精力的呢！

衣索匹亞以前是芝麻的原產地，生產大量的芝麻；日本曾於一九六五年代，進口四、五千噸。可惜後來因君主王國的毀滅及內戰，芝麻的產量大幅減少。儘管如此，芝麻仍是衣索匹亞的傳統食品，期待有恢復產量的一天。

以芝麻爲精力來源的土耳其摔角選手

土耳其和希臘自古以來皆爲芝麻的生產國。土耳其芝麻的特色，外形大，呈黃色，風味絶佳，堪稱世界聞名。

而摔角正是土耳其的國技，也是奧林匹克競技項目之一。據說土耳其摔角選手强大的秘密，事實上就是多吃芝麻和喝芝麻咖啡。

强化這些摔角選手的芝麻食品，主要是把芝麻膏和小麥餅等主食　起食用；此外，還有羊肉芝麻醬或蔬菜芝麻涼拌。如同觀看摔角比賽，要使對手兩肩觸地才算獲勝一般，選手一定要一口氣使出全身的力氣，故體力的消耗相當大。

而且，爲了表現這瞬間的能量爆發力，並恢復體力、補充水分，選手們都有大量飲用芝麻咖啡的習慣。

這裡的芝麻咖啡，就是把熱牛奶倒入芝麻粉或芝麻膏中，再加蜂蜜或檸檬即可飲用。有時也可依個人口味，加些蒜泥或胡蘿蔔泥。

這些選手也許可以藉著芝麻的神力，再想昔日俄圖曼土耳其帝國時代的活力呢！

中、韓選手身強體壯之源爲芝麻

醫學上有所謂神經性下痢的麻煩疾病。當心中擔心什麼，或有不安感出現壓力時，肚子就會覺得不舒服而引起下痢。例如，有些人要參加運動大會，早上去學校後，肚子就開始覺得不舒服。這並非疾病，而屬神經性的範圍。不管如何鍛鍊身體，若是神經太敏感，即容易出現這種症狀。

這種神經性下痢的例子，經常出現在大型運動比賽，或國際性的競賽中。平日表現優異的選手，在比賽當天卻因下痢喪失體力而慘遭淘汰的情形，事實上也經常發生。

一九八一年的夏天，在羅馬尼亞的布加勒斯特，舉行國際學生運動大會。但日本團有很多選手均出現這種神經性下痢，以致不能獲得想像中的好成績。不過，出現神經性下痢症狀的，不只是日本團的選手；經過日本團的領導人和中、韓選手取得連絡，實地調查後，才發現令人意外的結果。

日、中、韓各國的選手抵達羅馬尼亞之後，飲食內容完全相同。但出現神經性下痢的比例，相對於日本團的三〇％，中、韓均在一〇％以下。

爲何會有如此大的差距呢？

就日常的營養攝取量而言，日本選手絶不會輸給中、韓，甚至有凌駕的趨勢。而就平日的飲食來看，日、中、韓都使用相同的素材。這時，芝麻的存在就頗引人矚目。雖說日本也吃芝麻，但中、韓料理之芝麻或芝麻油的使用量卻遠在日本之上。

甚至有人說中國料理的美味就在芝麻，而韓國料理也常利用芝麻或芝麻油。所以，中、日、韓平常攝取芝麻量的差距，才會造成這次精神體力所表現出的差異吧！

除了這些日本選手外，現代的年輕人乍見之下，都取得充足的營養，但看其飲食內容，又覺得粗糙不堪。

他們一方面大啖肉類，冰淇淋等乳製品；另一方面，又常吃零食，碳酸飲料。長期下來，營養失調，也容易造成偏食的壞習慣。這種飲食方式，不正是日本年輕人體力精神衰退的原因嗎？

江戶時代忍者的超能力之源——芝麻

忍者是日本時代劇或電影中常出現的人物。若把忍者放到現代的角色定位，相當於一位優秀的情報間諜，或者是英勇雙全的貼身保鏢。但自戰國時代開始，武將們身邊就跟隨這種忍者，作護主或防敵之用。

其中最有名的是，隨侍德川家康的服部半藏。當時他是伊賀忍者的首領，群集於現在東京都千代田區的半藏門一帶。

忍者最著名的絕活，就是一天可奔走數十公里，可長時期潛於水中，或者跳過高聳的圍牆或樹木，有時，只要帶著些微的糧食，即可潛居某處數日。一般人都會對寒冷飢餓忍受不住，但身爲忍者絕不能放棄必須達到自己的任務。

身爲男性，在幼童時期，一定會有身著黑色衣物，假扮成是探敵護主的忍者，模仿其動作的經驗吧！但是，不論把出現在故事、劇場或電影中的忍者學得多像，還是不能飛簷走壁，使人必須重新檢視忍者的優異性。

爲什麼忍者可以維持强韌又柔軟的體力呢？其中的原因之一，還是在於他們的飲食

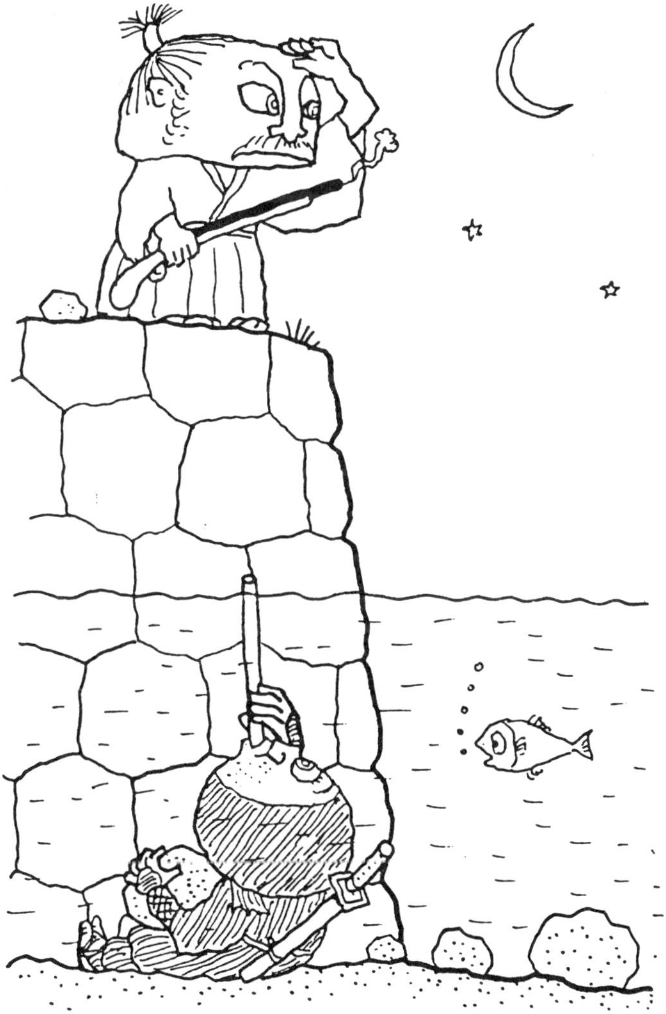

江戸時代日本忍者的超能力之源為芝麻

吧！忍者攜帶的食品，稱爲忍者食品；其內容就是乾米、肉類和藥草等。

這其中還有一種忍者必帶的食品，那就是黑芝麻。體型小且營養的黑芝麻，十分便於攜帶，即使不加熱調理也可直接食用。再加上忍者的黑色裝扮，即使食用黑芝麻也不會引人注意，故芝麻對忍者而言是十分貴重的食物。

藉著這不起眼的芝麻，忍者可以臉不紅氣不喘地長距離奔跑，長時期潛於水中，表現驚人的體力和耐力。

此外，栽種於田中的芝麻植株，也是忍者用來修業的部分。芝麻是一種成長快速的植物；只要有長時期的高溫和日照，一天可長高二～三公分，高度最高可達二公尺。因芝麻可於短期間內生長，忍者便種芝麻、吃芝麻、進行跳躍的訓練。

亦即，芝麻田是他們最佳的跳躍練習場。起先矮矮的芝麻植株，一天一天地成長後，忍者就要配合植株的高度，加强自己的跳躍能力。

不畏寒冬的海女活力泉源

位於日本紀伊半島末端的伊勢志摩。自古即是著名的伊勢蝦、鮑魚、蠑螺等海產富饒

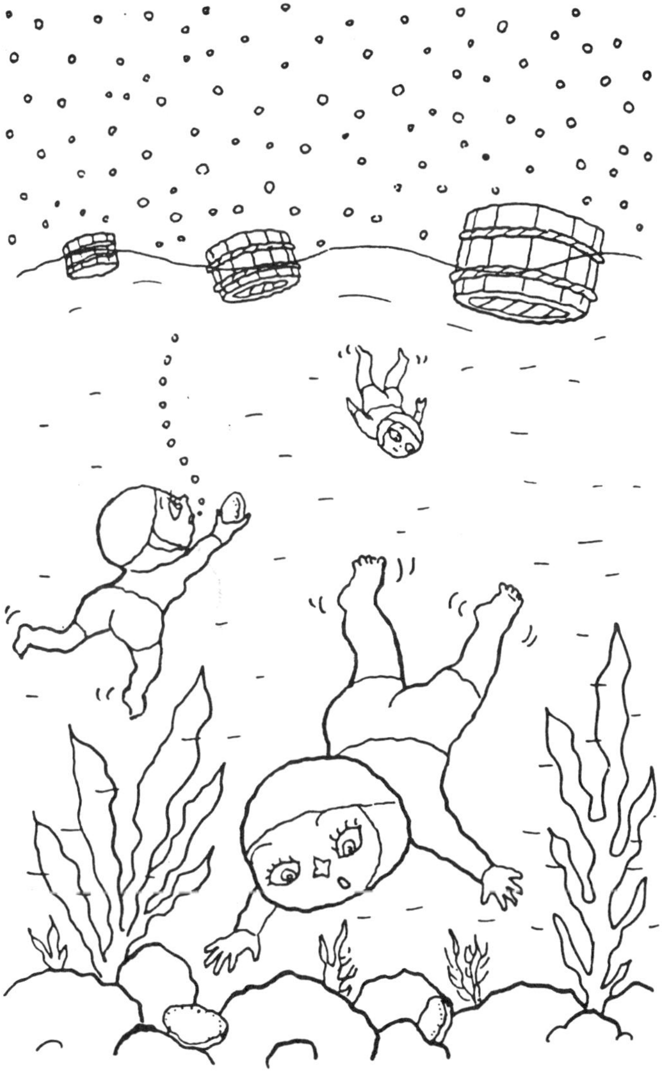

在冬天仍活力充沛的海女精力之源為芝麻

區域。而潛於海中打撈這些海產的正是海女。目前紀伊志摩約有五百位海女，令人驚異的是，還有高齡八十的海女婆婆呢！

每年的三月～九月是海女潛海的季節。她們每天上下午各一次，每次要潛二小時左右，工作十分繁重。而且，老練的海女還要深入二十公尺處，更需龐大的體力。就算他們退休了，仍保有飽滿的精神；一般說來，海女村的人都很長壽。據說海女保有健康及體力的秘訣，就在於平日的飲食。

一般人都知道，海女常吃藻類。海藻含有豐富的礦物質，才能養成強壯的身體吧！可是，和同樣常吃海藻的其他國家之海女比起來，伊勢志摩的海女平均多出十六～十七年的壽命。爲什麼此地的海女會如此長壽且健壯呢？

最大的原因就是，自古以來，伊勢志摩的海女就會在海藻中加入芝麻食用。芝麻含有海藻所缺的油脂和蛋白質，也有大量的礦物質。而且，即有可能因當地之海藻成分和芝麻成分的相輔相成，才能成爲效果驚人的長壽食品。

據說日本千葉縣南房總半島的海女，自古也是大量食用當地名產青花魚和沙丁魚芝麻乾，而得以長壽的呢！

高加索地區的長壽秘密——芝麻和酸乳酪

說起長壽國家，世界上因居民長壽而出名的是，屬於舊蘇聯的高加索地區。當地一百歲以上的人，佔高齡人口的比例爲世界第一。即使是戰後營養條件較好，擠身世界長壽國之林的日本，一百歲以上之老人的比例也比不上高加索地區。而且，住在當地的人民之營養條件，和現代的日本人比起來，更是略遜一籌。

爲了瞭解當地人民長壽的秘密，到目前爲止已有很多學者做過調査。結果明確顯示，他們長壽的原因仍在於飲食生活。如衆所皆知，當地人民經常食用酸乳酪，而酸乳酪正是衆所推舉的長壽食品。的確，酸乳酪具有良好的健胃整腸功效；但似乎不是只有這種酸乳酪，才能使高加索地區的人民長壽呢！

事實一點也不意外；當地人不僅常吃酸乳酪，也常吃雜糧以及來自裡海和黑海的魚類。同時，經常食用芝麻。或許是這些食物和芝麻的養分相輔相成，才能創造這世界上獨一無二的長壽國吧！

芝麻為禪僧力量之源

佛教經中國傳入日本後，戒殺生、淫邪惡念等嚴格戒律的禪寺僧侶，過著粗菜淡飯及嚴苛修行的生活；但這些僧侶同樣都頗長壽。其原因之一就在於芝麻。

如我們所知，禪宗的僧侶完全不食用動物性的料理。除了不吃魚、肉類外，即使熱湯也不用鰹魚或小魚乾，完全使用香菇或海藻等植物。所以，菜單中的一汁一菜，可以說都是純素食。例如，位於曹洞宗總本山之福井的永平寺，某天的三餐如下：

〈早餐〉粥、芝麻鹽。山菜醃漬物、梅乾、昆布湯、茶水、高麗菜和小黃瓜系等醃漬物。

〈午餐〉麵加飯、味噌湯加醃漬物。芝麻涼拌蔬菜或芝麻油炒、炸蔬菜。豆腐、裙帶菜。

〈晚餐〉與午飯類似，但可再吃一碗飯和味噌湯。

由此可知，這些僧侶吃的很簡單，而且，份量也不算太多。不過，年輕的僧侶似乎會有空腹感的困擾。這些僧侶的修行極為嚴苛，即使在酷寒中也只穿一件薄衣。而吃純素進行嚴苛修行的禪宗僧侶，長壽的比例居然比攝取充分營養的常人爲高，真是不可思議。

而且，芝麻和這些僧侶的素食有密不可分的關係。以前曾去參觀永平寺，一走入幽靜的長廊，可看到長達三公尺的研磨棒。因此棒看來漆黑發亮，詢問原因才知是長年研磨芝麻之故。由此可知，芝麻是禪僧生活所不可欠缺的食品。

利用芝麻的料理種類很多，連炒東西也常用芝麻油。例如，使用四季山菜或蔬菜調製的芝麻涼拌、芝麻豆腐、芝麻味噌。以及有時也當作主食的芝麻餅、芝麻丸、芝麻紅豆糯米飯。事實上，這類的芝麻料理幾乎都來自禪寺的素食。

像這樣，完全不取動物性營養成分，看似缺少蛋白質的素食，經過巧妙的組合，也能變成多變的料理。這些良好的營養食品，正是禪僧的力量之源，維護著他們的健康呢！

ＷＨＯ也認可芝麻高度營養價值

有關芝麻的神奇力量，不僅本書一再强調；事實上，全世界也相當矚目。

聯合國有一名爲ＦＡＯ（聯合國食糧農業機構）的專門機構，於一九四五年設立，主要目的是「改善農民的生活或勞動等條件，促進農村的開發，杜絕饑餓。」

此外，同爲聯合國機構的WHO（世界保健機構），則以「維持全世界人民之最高水準健康」爲目的而成立；這是想把人類之健康推向世界級水準的大規模組織。FAO以避免糧食危機爲目的，不斷地展開活動。而WHO則由保健的觀點，拯救人類的生命，保護人們的健康。所以，這兩個機構都擔負起保護地球民衆之生命的重要角色。

而這兩大機構也致力於研究芝麻的營養價值和功效。首先是在一九七二年，由FAO和WHO組成聯合國蛋白質諮詢委員會（PAG），舉行有關植物性蛋白質之生產與利用的專家會議。結果，芝麻所含的蛋白質格外引人矚目。

若把芝麻當成食品，其蛋白質含量意外地高，佔種子成分的二〇％以上。

雖然它不及大豆的三五％蛋白質成分，但我們日常食用的米類等約佔六～一〇％，而魚和肉類也和芝麻同爲二〇％。

第二個特色就是構成蛋白質的氨基酸。人體無法自行構成氨基酸，但生理所需的氨基酸共有八種。其中，必須氨基酸的蛋氨酸或色氨酸，遠比大豆蛋白質爲多。尤其是大豆蛋白質往往不足，而成爲弱點的蛋氨酸，芝麻含量爲大豆的二倍以上。

除此之外，芝麻還含有不飽和脂肪酸、礦物質、維他命、微量元素等營養成分。

於是，重視蛋白質這兩大特性的聯合國蛋白質諮詢委員會，更於一九七五年鼓勵人們要在飲食中，多多攝取芝麻這種高品位，高品質的蛋白質。

ＦＡＯ更在一九八〇年，由芝麻的研究專家設置「世界芝麻開發會議」，致力於世界糧食及飲食生活的改善，開始展開世界性的芝麻增產活動。

在美國深受矚目的芝麻之威力

現在連一向十分重視健康的美國人，也注意到芝麻的功效，而增加芝麻的消費量。美國是在二次大戰後，才大規模地栽種芝麻，故其歷史並非很久。可是，它的年需要量卻不斷增加，目前一年已可生產二萬噸的芝麻。儘管如此，還是抵不上它的消耗量，每年約需輸入四萬噸的芝麻。

芝麻是在十六世紀至十七世紀傳入美國。起初是西班牙人，後來是英國人盛行對加勒比海諸島和美洲大陸進行奴隸貿易，主要是由非洲西部帶入許多原住民（黑人）。這時，原住民所擁有的黑人芝麻也一併引入美國或墨西哥。

當時的美國仍是未開發的處女地，似乎沒有芝麻這麼芳香的油。於是，芝麻油被十分重視地稱爲「食用油之女王」，這裡還有一個頗有趣的插曲。

那就是一九五二年，住在德州注意到芝麻這種經濟作物的安德森兄弟，爲發展芝麻的大規模栽種事業，而大量招集種植工人。這對兄弟在芝麻事業上十分成功。他們把得到的利潤用於興建城鎮，爲工人設置學校和教堂。尤其熱衷孩子的教育。這條城鎮的大街，爲感念芝麻帶來的恩賜，而被命名爲「芝麻街」。

美國的電視台注意到此城鎮的特色，尤其關心特殊教育，於是得一靈感，製作兒童節目。這就是全世界的兒童都十分歡迎的「芝麻街」。

這個節目原本是爲了那些家貧，無法在幼年受到良好的教育，去學校後成績也不理想的孩子，給他們一個學習的機會而成立的。這彷佛是在古代璀璨的芝麻，到了現代改變型態，輸送養分給孩子一樣呢！

後來在美國，隨著芝麻之高品位、高品質的呼聲，積極從事其油脂，蛋白質以及其他成分的研究。而且，這時人們才驚訝地認可以芝麻力格那之一的芝麻末爲首，含有極高營養之健康食品的真正價值。

美國早期的芝麻加工業，以一九五〇年代的芝麻餅，芝麻麵包等產品最受歡迎。甚至於芝麻的迷人香味，使芝麻醬，芝麻烤雞大爲流行。

若重新檢討與肥胖之成人病有關的歐美飲食生活習慣，還是要重視以健康長壽爲目標的日本料理。其中，堪稱日本代表性料理之一，以芝麻油爲主的油炸食品文化，被視爲芳香、美味的健康料理而大受歡迎。

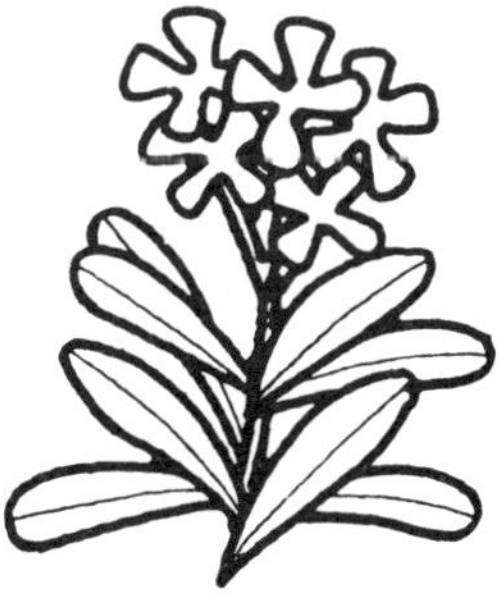

第2章

芝麻之「不老長壽效果」的秘訣在於力格那

——〔芝麻為何有益健康〕

1. 芝麻可防止老化及成人病

自科學層面解析芝麻

現在很流行所謂的民間療法。例如，每天喝蘆薈有益健康、每天吃一〇粒大豆可保持體力、或每早喝一杯醋可養顏美容等。而芝麻更是早自西元前三〇〇〇年的古文明以來，就是全世界流傳之「有益健康的食品」。

像這類自古流傳的民間療法，最近有很多已由醫學或科學層面解開其效力，證明所謂的民間療法絶非只是迷信或傳言。例如，最常聽見的是，每天早上喝一杯水、尿療法，野草療法、雜糧種子等，事實上種類繁多。一聽到說明，似乎都可以覺得馬上可對身體發揮功效呢！可是，有這麼多的說法，究竟要選哪幾個，實在令人困惑。

儘管如此，芝麻的效用還是很明顯獲得醫學上的證實。

一九五〇年代，科學即已解開芝麻的功效。後來的研究熱潮雖有降溫的趨勢，但是幾年來，芝麻的研究風氣再度盛行。尤其是對肝臟有益的力格那效果等新的發現，使人們重新瞭解芝麻的優異性。今後，隨著研究的進展，以及經驗流傳之芝麻神奇力量的秘密，相信會讓世人更爲明瞭。

這姑且不論，就目前僅知的來看，芝麻的礦物質及鈣質含有量，爲食品中的佼佼者。因此可預防老年人或女性常見的骨質疏鬆症。

芝麻的鐵質及銅含量也高，可增加血液中的血色素，防止女性常見的貧血。而芝麻中的硒，可促進細胞的活性化，達到年輕化的效果。這樣的芝麻究竟是由哪些成分構成的呢？首先要瞭解芝麻的神奇力量之源！

二五克芝麻的營養價值高於二〇〇克的牛排

有句廣告詞說「只要一湯匙就夠了！」芝麻的營養成分果真能充分反應這句話的內容。

若由二大匙芝麻（約二五克）取得的營養成分，與被視爲高營養的食品換算的話，即

營養成分的比較

表·日本食品脂溶性成分表（1982、1989）以及女子營養大

麵粉（中筋）	蕎麥麵粉	大 豆	芝 麻
9.0	12.1	35.3	19.8
1.8	3.1	19.0	51.9
74.6	68.5	23.7	15.3
0.2	1.0	4.5	3.1
2.55	4.74	5.44	11.58
0.4	1.8	5.0	5.2
20.0	17.0	240.0	1,200.0
75.0	400.0	580.0	540.0
2.0	2.0	1.0	2.5
100.0	410.0	1,900.0	400.0
17.0	190.0	220.0	390.0
0.6	2.8	9.4	10.0
95.0	540.0	660.0	1,900.0
330.0	2,400.0	3,200.0	7,100.0
—	—	—	7.1[1)]
—	—	12.0	17.0
0.12	0.14	0.83	0.95
0.04	0.11	0.30	0.25
0.7	4.5	2.2	5.1
0.5	7.3	21.3	22.8
—	—	—	490.6[2)]

營養研究所的報告(2)根據mg/100g 油「芝麻的科學」(1989)

芝麻和主要食品之

〔根據每100g 中·日本科學技術廳：四訂日本食品標準成分學：食品成分表（1993）〕

項目			白米
成分（g）	蛋白質		6.8
	脂質（油脂）		1.3
	碳水化合物	糖質	75.5
		纖維	0.3
		食物纖維（%）	0.72
	灰分		0.6
礦物質類（mg）	鈣		6.0
	磷		140.0
	鈉		2.0
	鉀		110.0
	鎂		33.0
	鐵		0.5
	銅（微克）		80.0
	鋅（微克）		540.0
	硒（P·P·M）		—
維他命類（mg）	類胡蘿蔔素（A·微克）		—
	B^1		0.12
	B^2		0.03
	煙草酸		1.4
	E（生育酚）		0.4
抗氧化物質（芝麻末等數種）			—

數字下劃上黑線表示芝麻的含量多者。⑴根據委內瑞拉國立

可瞭解芝麻的優越性。芝麻含有的鐵質相當於菠菜之六五克，鈣質相當於一．五杯（一杯爲二〇〇cc）的牛奶。而且，維他命B_1相當於二四〇克的胚芽米，纖維質等於一四〇克的青椒。

若把芝麻和肉類做比較，那可明白芝麻的功效多麼大。例如，每天吃二〇〇克的肉，不如吃二五克的芝麻，更能增加體力！

而二五克的芝麻，相當於二大匙。每天攝取這些分量的芝麻，即可增加體力，強化肝臟功能及心臟，更能降低膽固醇值和血壓。芝麻的神奇力量比吃肉更能促進健康與體力呢！

在前頁有表格顯示。芝麻的營養成分和其他食品，如白米、麵粉（中筋麵粉）、蕎麥麵粉及大豆的比較情形。芝麻如同油糧種子的稱呼一般，種子有一半以上的成分都是脂質。其他還有二〇％左右的良性蛋白質；碳水化合物中的醣類含量少。此外，還有很多有益大腸，可抑制癌症的食物纖維。

芝麻還擁有礦物質，維他命以及抗氧化物質等優於其他食品之成分內容的一大特色。可是，這些成分的含量，當然會受到氣候、土壤、肥料等栽培環境的影響。

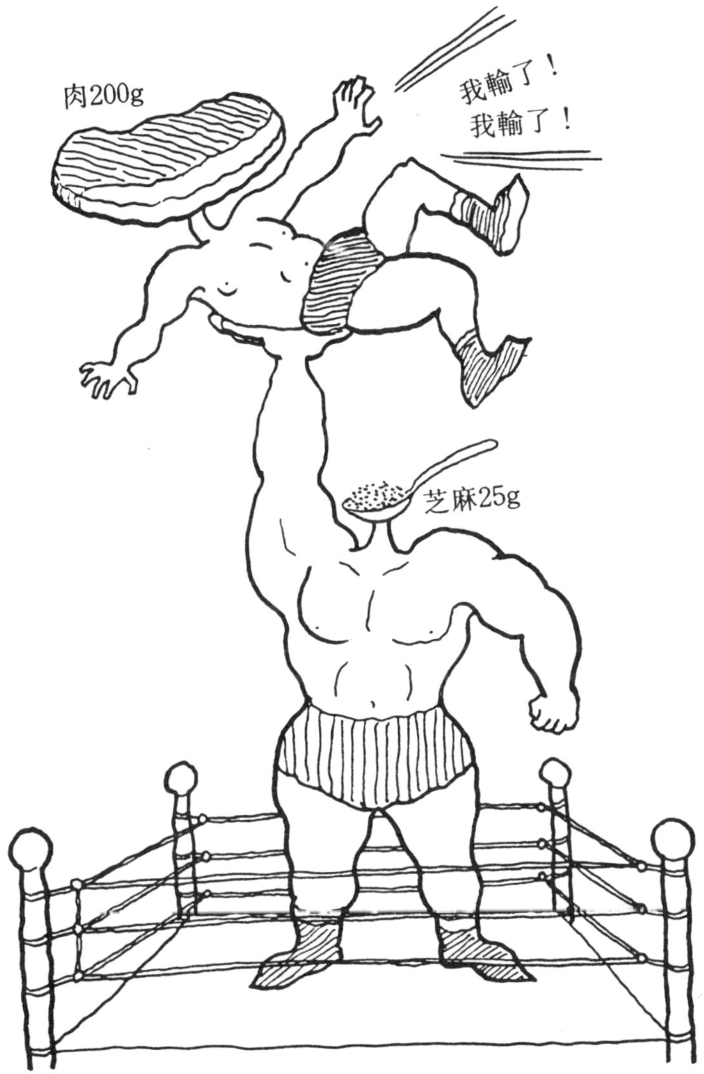

25g 芝麻的營養價值勝過200g 的肉

而構成芝麻之油脂的脂肪酸，不能像維他命一般於動物體內合成；但它對動物的生理仍是必要之物，被指爲必須脂肪酸。其中包括亞麻仁油酸等三種酸，須自食品中攝取。FAO還建議人們，至少需攝取總能量的三%。

這些必須脂肪酸的作用，最近依次被人解開；如可收縮子宮、血管、支氣管等的平滑肌、鬆弛作用、血小板的凝結作用，創造與血液粘度有關的荷爾蒙狀物質。

亦即，必須脂肪酸被視爲前列腺素等的前驅物質。而油脂被當作細胞膜成分的脂質，或脂蛋白質的必須構成成分。

植物性油脂自化學層面來看，主要成分爲脂肪酸和甘油的酯；亦即含有九八%以上的三甘油酯。其他還有少量的游離脂肪酸和不皂化物。

所謂的不皂化物，包括了磷脂質、碳化氫、防止油類氧化的酚性物質，被稱爲膠質的粘性物質，以及類胡蘿蔔素等色素類。

芝麻的蛋白質爲高品質的蛋白質

蛋白質是人類不可欠缺的營養素之一，甚至於被認定爲活力及能量之源。芝麻內含大量的蛋白質；而這些蛋白質和其他食品相較之下，屬於高格調的蛋白質，換言之是高品位，高品質的蛋白質。

芝麻的二〇%爲蛋白質，其中也含有八種必須氨基酸。必須氨基酸如同前面的必須脂肪酸一般，不能於人體中合成，但對人體又是不可欠缺的物質。據說八種芝麻中有五種的含有率都比大豆還高呢！

大豆有素牛肉之稱，蛋白質的含量極豐。而芝麻的必須氨基酸含量高於大豆，由此可知芝麻是營養價值何其高的食品。

在芝麻所含的蛋白質中，尤其引人矚目的是，蛋氨酸及色氨酸的含有量特別多；而這兩種物質對人類健康都十分重要。

亦即，把大豆和芝麻作一比較，可知相當於一克全氮的量，相對於大豆的蛋氨酸爲九〇毫克，芝麻爲二倍多的一九〇毫克。而色氨酸的含量則是八〇毫克比一〇〇毫克，仍是芝麻較多。

蛋氨酸基本上是體內任一細胞生理代謝上的必要物質，可締造健康的基石，使肝功能隨時保持正常。蛋氨酸於體內呈飽和狀態後，剩餘的部分會變成維他命B_2的複合體。這在發揮降低膽固醇含量之作用的同時，也能取代脂肪釋出能量。

另一方面，色氨酸爲維他命B之一煙草酸的前身，可使皮膚保持年輕，毛髮有光澤；甚至於有去除焦慮，保持精神的穩定。

在歐美節日中，有在感恩節吃火雞的習慣。還有一種說法是，吃火雞可攝取大量的色氨酸，使精神得以休息，而成爲良好的休假日。

如前所述，大豆中的蛋氨酸及色氨酸含量比芝麻少，據說這是大豆蛋白質致命的「弱點」。所以，即使吃用大豆製成的味噌、醬油、豆腐等食品，含量還是少於芝麻。

此外，芝麻的氨基酸內之精氨酸含量遠比大豆高。這種精氨酸是小孩子或青少年發育成長期，不可或缺的物質。因爲它有助於細胞分裂的增殖，或許多器官的形成發達。

由以上的敘述可知，工作過度易勞累的人、飲酒過量肝功能減弱的人，或易生壓力、胃一痛精神就不穩定的人，芝麻可說是天賜的補劑。

芝麻的兩大有效成分爲不飽和脂肪酸和維他命E

芝麻的脂肪含量超過五〇%。而脂肪往往被認定是造成肥胖和膽固醇的罪魁禍首；事實上，芝麻的脂肪爲不飽和脂肪酸，是對人體具有重大功用的脂肪。

日本人的飲食生活，受到戰後現代化的影響，已經十分地洋化。從前的日本人早餐習慣在白飯上淋味噌汁，外加烤魚和醃漬的黃蘿蔔。

但是現代的日本人，除了一些老年人外，很少有人會吃這種早餐。由此可知，日本人的家庭料理，在質的方面已起變化。

日本食品號稱是世界上最好的健康食品，但今日的日本人似乎都不知珍惜這份資源。

因爲不習慣日本傳統飲食的現代人，已完全接受以肉爲中心的歐美飲食生活。可是，以肉爲中心的飲食生活，也是到最近才被認爲不合乎健康原則。雖然肉類的確可以增加體力和肌肉；但同時也是引起各種疾病的要因。

尤其以肉食爲主造成的弊端，最令人介意的是，因過度攝取熱量及脂肪而引發成人病危險性。食用肉類取得的脂肪，稱爲飽和脂肪酸。若攝取太多的熱量和脂肪，中性脂肪和飽和脂肪酸會囤積於體內，形成肥胖。

當然膽固醇也會增加，而引發成人病。例如，脂肪若積於心臟，心臟會形成負荷，使心臟的動作轉弱。這時稍微活動一下就氣喘如牛，上下樓梯也好像快沒氣了一般！

酸（油脂）的成分

以及農水省：日本的油脂報告（1993）

不飽和脂肪酸				
油 酸	亞麻仁油酸	亞油酸	亞力仁酸	艾辛酸
10.0	43.0	38.0		
11.0	33.0	49.0		
23.3	52.7	12.9		
16.9	71.1	0.8		
12.8	77.9	0.6		
39.0	46.0	0.5	0.2	
56.3	23.0	12.9		1.3
19.6	55.6	0.6	0.2	
34.6	50.2	1.5		
40.2	39.0	1.9	1.9	
42.2	34.7	2.6	1.3	0.7
75.0	9.2	0.8	0.3	
41.1	9.8	0.4	0.3	

主要食用油之脂肪

（百分比·科學技術廳：根據四訂日本食品脂溶性成分表（1989）

	油料種子及其油	種子、果實中的脂肪酸含量	飽和脂肪酸		
			棕櫚酸	硬脂酸	亞力仁酸
乾性油	亞麻仁油	39.5			
	荏胡麻油	42.5			
	大豆油	19.0	10.4	3.7	0.3
	葵花子油	30.0	6.7	4.3	
	紅花油	25.0	7.1	2.4	
半乾性油	胡麻油	51.9	9.1	5.0	0.7
	菜籽油	41.5	4.1	1.6	
	棉實油	17.5	20.4	2.3	
	玉米油	36.5	11.2	2.1	
	米糠油	17.5	16.7	1.5	0.6
非乾性油	花生油	45.0	11.1	2.9	1.7
	橄欖油	50.0	10.6	2.8	
植物油	椰子油 棕櫚油	55.0	42.9	3.3	0.4

成分。

這樣看起來，脂肪往往給人一無是處的想法；但另一方面，脂肪對人體也十分重要，爲能量之源呢！不過脂肪也可分成好的和壞的；前者爲不飽和脂肪酸，後者爲飽和脂肪酸。不飽和脂肪酸可促進血液的吸收，使血液分佈到人體各部位，是使細胞活性化的重要成分。

芝麻內的大量脂肪，就是這種不飽和脂肪酸。一〇〇克的芝麻中，含有的不飽和脂肪酸高達四三·五克，遠比其他食品爲高。

可是，這種不飽和脂肪酸若立即被氧化，會變成過氧化脂肪，對人體有害。不過，這也是芝麻的優點之一，因芝麻的另一個重要成分維他命E（生育酚），可有效防止不飽和脂肪酸氧化。

芝麻最大的長處，就是同時含有大量的不飽和脂肪酸和維他命E二大營養素。

芝麻的成分芝麻末可防氧化

一九五一年，美國的普托斯基等人研究芝麻，發現芝麻末這種成分後，才知芝麻內含特殊的抗氧化物質。所謂的抗氧化物質，即防止氧化的物質，抑制氧化而引起物質老化的現象。正因芝麻含有大量抑制這種氧化的成分，才能防止老化。

有關芝麻的抗氧化物質，已在前面的芝麻力格那單元提過；可知它可防止體內的氧化作用，預防生成有害的過氧化脂質。

經過人們不斷研究的結果，終於瞭解芝麻會有的成分，可抑制體內脂質的氧化，防止有害之過氧化脂質的形成。

所以，芝麻才以活力食品之姿被稱爲「不老長壽之藥」。

而芝麻內的大量維他命E，能促進抗氧化物質的功用，更可强化氧化的預防作用。從前的人員不瞭解芝麻這種抗氧化的特性；可是，卻由古代留下的傳說或習慣等，明白芝麻具有之不可思議的魔力，而視爲珍貴食品。

2. 芝麻含有豐富的維他命和礦物質

芝麻中的大量維他命E爲活力維他命

在健康食品和機能性食品流行的風潮中，維他命E一直獲得很高的評價。事實上，芝麻也是維他命E含量豐富的食品。維他命E可提昇運動能力，故被稱爲活力維他命。在目前一般的運動選手，於運動前後或用餐後，都有服用維他命E錠的習慣。

芝麻的維他命E，被稱爲β生育酚，特色是比大豆或玉米的α生育酚具有更强的抗氧化性。所以，如前所述，維他命E若能和另一個抗氧化物質——力格那類一起作用，可發揮雙重功效，呈現更有力的抗氧化性。

由此可知，馬拉松之類的長距離運動選手，或重度勞動者，若在賽前多吃芝麻，可增加體力，減少疲勞感，加强自己的耐力！

因維他命E可防止維他命A或類胡蘿蔔素的氧化，促進消化吸收；所以，維他命A含量多的內臟，尤其是肝臟或胡蘿蔔等，最適合用芝麻油炒。

奧林匹克和芝麻的淵源由來已久。由芝麻的功效在醫學及藥學方面獲得證實的古老以前開始，芝麻就是奧林匹克選手最佳的活力食品。

芝麻油中的維他命E可增強體力

就連以前一直以動物油爲主流的日本料理，現在也十分推崇植物油，以植物油爲中心的家庭還不少呢！植物油從大豆油、玉米油、菜籽油等常見的油類，到紅花油、芝麻油之類的高級植物油等應有盡有。

其中芝麻油不僅常用於中華料理，連日本料理的油炸或炒食也經常使用。但是，這種芝麻油和其他植物油不同，有增强體力的優點。

芝麻油中含有高濃度的維他命E、B_1、B_2，煙草酸等人類營養方面的維他命類。可是，攝取的量並不是那麼多，所以，在我們的飲食生活中，不能以芝麻當作這些維他命的主要供給來源。

芝麻油中的維他命E，可防共存之油脂的氧化腐敗。事實上，芝麻油中的維他命E十分特殊，近年來，由於生物體內的過氧化脂質和疾病，以及老化的關連性，使其功用倍受重視，也受大衆的矚目；這正是和其他植物油大不相同的地方。

前面已提及芝麻的保存性特性；據說這是因爲存在油脂中的維他命E可防氧化之故。這種維他命E共有八種，其中主要存在於芝麻油中的是，前面已稍微提及的β型。它和存在於大部分之種籽油中的α型相較之下，呈現强而有力的抗氧化性。

根據最近的研究顯示，α型的植物油一進入體內，會破壞β型；故使用芝麻油時，不要和其他種類的植物油混合使用，才能增加芝麻油本身的功效。

反過來說，把芝麻油混入其他的油類使用的話，可增加其他油的抗氧化性，可說是聰明的用法。

含大量維他命E和亞麻仁油酸的芝麻可防動脈硬化和心臟病

目前佔居日本成人死亡原因之前三位的，分別是癌症、心臟病和腦溢血。這些疾病都不是由外來的病毒或病原菌侵入人體引起，而是由我們日常的生活或飲食生活造成，故也可稱爲習慣病。

芝麻中的維他命E，對防治這些習慣病可發揮莫大的功效。尤其是芝麻「可保血管年輕化、防動脈硬化、延遲老化」的功用，更引人矚目。

如同「人是自血管開始老化」這句話所說的一樣，當血管出現動脈硬化的現象後，血液無法充分流至體內四周，而造成所有臟器的老化。

若得具體一些，維他命E不足的話，血漿成分的膽固醇會附著於血管壁上，造成血管的內腔變窄、變硬。

這時，由心臟送出血液的力量會突然變强，引發高血壓或腦中風。

不過，在芝麻之維他命E和亞麻仁油酸的合作之下，可徹底清除血管壁中的膽固醇，減少心臟輸送血液的負擔。這種功效正可防止高血壓、腦中風及心肌梗塞等疾病的發生。

再者，維他命E還可防止老化色素（脂褐素）的形成。只要一上了年紀，誰都免不了出現這種老化色素，它就像是身體的鐵鏽一般。

目前我們還不清楚，這種老化色素一囤積，會引起什麼樣的害處。但是，維他命E不足的話，不飽和脂肪酸被氧化形成過氧化脂質，和變性蛋白質一結合，就會形成這種老化色素。

亦即，老化色素的形成過程中，意味著有害之過氧化脂質的存在；而這種有害的過氧化脂質，正是人體老化的元兇。所以，若大量攝取維他命E，即使上了年紀，也可抑止這種老化現象。

至於芝麻內的另一個重要維他命、煙草酸，容後敘述。

經過三十年種子仍可發芽之芝麻的強韌生命力

我們由古埃及國王墓中挖出的許多埃及木乃伊，歷經數千年的歲月後，卻仍保有原來的樣子，由歷史層面來看，十分具有價值。

不可思議的是，芝麻油也被運用於古埃及木乃伊的製作上。木乃伊師父在最後的加工階段，塗上芝麻油以求木乃伊能永久地保存。當時芝麻的功效，當然還沒被解開，但當時的埃及已大量種植芝麻，把芝麻運用在香料或醫藥品上，充分表現人們生活的智慧。

埃及人已清楚明白芝麻的效用，把芝麻油當作防腐劑。而且，芝麻內的抗氧化物質，可在數千年間，保存木乃伊的真實性。

芝麻種子經過數年後發芽率（正）及油脂量（下）的關係

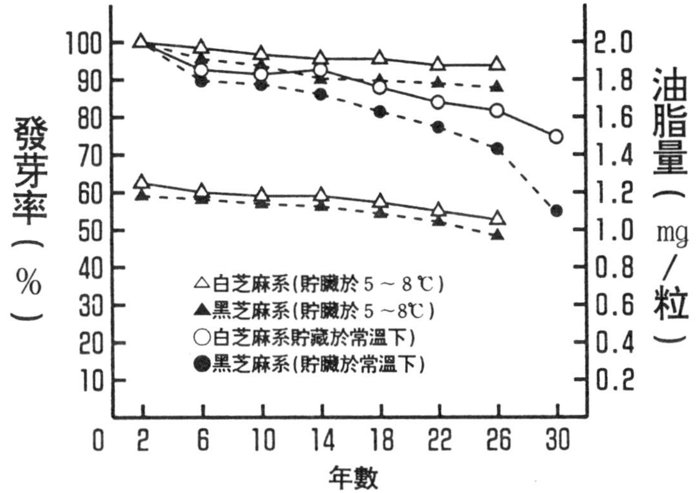

市售食用油貯藏中的劣化(重量法)

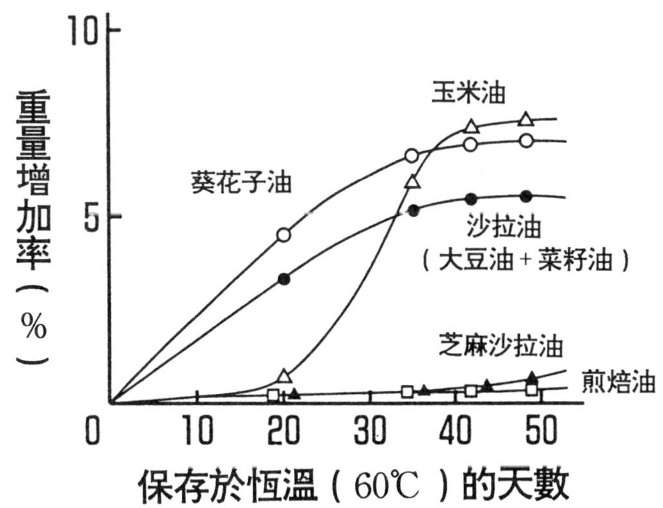

有實驗證明芝麻不可思議的生命力。即把三十年前的芝麻種子種下去，發現它仍可冒出許多新芽。這都是因爲芝麻含有大量的抗氧化物質。

芝麻的油脂可在種子四周形成薄膜，以防外界的侵略；因此，不論經過多久，種子仍可生存下去。芝麻的種子若在常溫下保存，即使經過三〇年，仍有六〇％以上會發芽（白芝麻更高達八〇％以上）。

實驗證明，若只經過六～七年，所有的芝麻種子都會發芽。

此外另一件有趣的事，即這種芝麻隨著種子年齡的增加，發芽率也一併提高。

這表示種子內的油脂含量，即使經過三〇年，還是和一開始差不多。而能抑制這種油脂成分減少的，仍是抗氧化物質的芝麻力格那。

抗氧化物質的含量豐富，有何作用呢？即可使東西不易腐敗，常保年輕化。因此，自古以來，芝麻油就被當成防腐劑。

3. 可促進健康的芝麻之礦物質和微量元素

芝麻和礦物質的營養

人類的身體除了氧、氫、氮和碳等元素外，還需要礦物質的無機物。這種礦物質包括了鈣、鈉、磷、鎂、鉀、氯、鐵、銅、鋅等。這些元素每天都各自有一定的需要量，若攝取不足會引發各式各樣的症狀。

芝麻中含有大量的鈣、鎂、鐵等礦物質。雖然海藻類也含有大量的鎂，但是，除了昆布和裙帶菜以外，鎂含量最多的是黑芝麻和白芝麻。

每一○○克芝麻中，鎂的含有量和其他食品相較之下，爲茶葉末的二倍，大豆的二．五倍，糙米的三倍。由此可知，芝麻之鎂的含有量相當高。

鎂除了構成骨骼外，也存於肌肉、腦部、神經或血液中。其作用被認爲和糖代謝的酵

電子顯微鏡下的芝麻

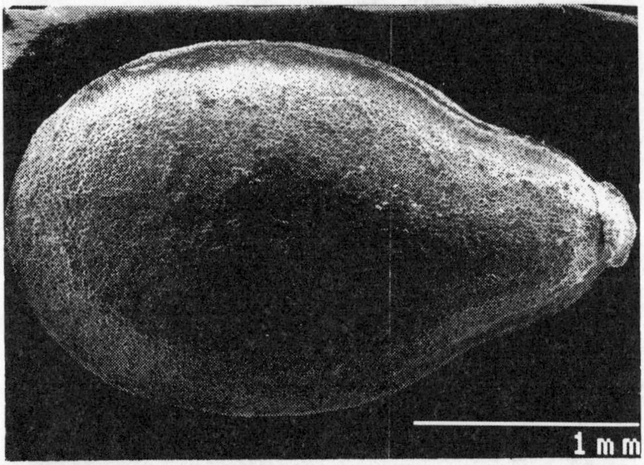

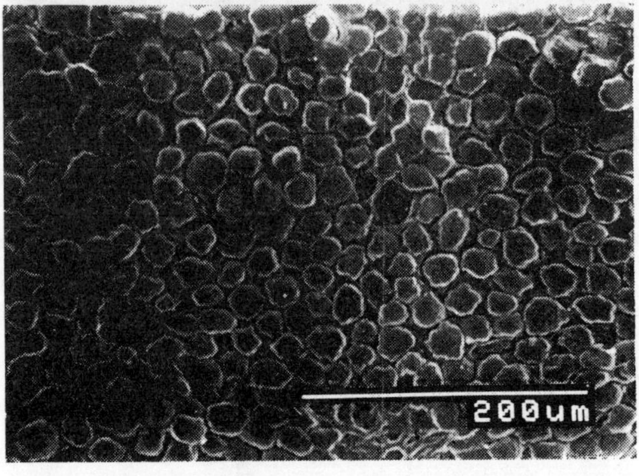

上圖：白芝麻的全圖

下圖：積留於表皮細胞的鈣群（較黑的部分。100g 的芝麻中，含有1200mg的鈣質；含量在食品中算是相當高。）

素作用有關。此外，它還可提高肌肉的興奮性，抑制神經的興奮度。所以，人若缺鎂，神經便容易亢奮。人體每天所需的鎂約四〇毫克，只要吃二、三匙芝麻就夠了。

貧血或孕婦也需要鐵質，而芝麻正含有豐富的鐵質。海藻類和小魚乾等也含大量的鐵質。一般而言，菠菜也含很多鐵質，但和芝麻比起來，芝麻的鐵質含量爲菠菜的三倍。

芝麻所含的蓨酸可促進鈣質的作用

在芝麻所含的礦物質中，特別值得一提的是鈣質。現代人的骨骼脆弱，而且不像以前有機會，把小魚由頭到尾吃乾淨。所以，現在的孩子，只要稍微跳一跳、跑一跑，就好像要骨折的樣子。而芝麻中的鈣質，可有效治療老年人的骨質疏鬆症。

蝦米、海藻或小魚乾等食品，均含有大量的鈣質；而芝麻的鈣質含有量僅次於這些食品。而且它的含有量比脫脂奶粉、櫻蝦、泥鰍、若鷺（淡水魚）還高，甚至是起司的二倍，牛奶的十一倍。

鈣質可促進骨骼或牙齒等堅硬組織的成長。這些組織經常進行新陳代謝，故需要平日不斷地補充。現代的小孩因平日鈣質攝取不足，骨骼變得比較脆弱。鈣質不足除了會使骨骼脆弱外，還會引起神經過敏的症狀。甚至於有人指出，易怒或行爲粗暴的要因，也是因鈣質攝取的不足。

那麼，芝麻之鈣質的真面目爲何?其實芝麻的鈣質能有效地發揮作用，主要是靠蓚酸這種成分。一般而言，植物所含的蓚酸，幾乎都存在種皮，尤其是表面的表皮；所以，若去除種皮，蓚酸的含量會大幅減少。

芝麻的鈣質，當然也以蓚酸鈣質的模式，存於種皮中；所以，脫皮過的芝麻，鈣質含量也會減少。存於食品中的蓚酸，若和鈣質結合，會使鈣質的利用情形變差。

有關蓚酸鈣質的利用，曾有關於菠菜的數個研究。菠菜之鈣質的利用，和蓚酸含量少的高麗菜之鈣質相較之下，只約四分之一～一〇分之一。

一般而言，蓚酸不經吸收即可被排泄。但攝取大量的蓚酸時，若經體內吸收，與鈣質結合，形成不溶的蓚酸鈣時，反而會造成腎結石或膀胱結石。

不過，最近也有報告指出，在人或實驗動物中，存有可分解蓚酸的大腸菌。這些大腸菌可分解蓚酸，使和蓚酸結合的鈣質被大腸所吸收。

因這種大腸菌可適應增殖，隨著蓚酸攝取量的增加，蓚酸的分解量也增多，而出現在尿液中的蓚酸量減少。若能每天食用芝麻，可增加分解芝麻蓚酸的細菌之作用，而提高鈣質的利用率。

芝麻所含的硒可使人變年輕

一九六七年，大量食用芝麻的南美洲國家委內瑞拉國立營養研究所，針對芝麻加以分析，提出報告指出芝麻含有硒的物質。雖然芝麻中的硒含量十分稀少，但它可使細胞代謝活性化，立即促進細胞的年輕化。硒和維他命E一起發揮作用的話，可產生相乘功效，使細胞更年輕，有防止老化的妙用。

這是因爲硒的構成因子，和生物體內產生之過氧化物的處理有關。硒若加入維也命E，更可防止老化。芝麻中不只是硒，也含有維他命E，故防止老化的功效，比其他食品高出數倍。

土壤中也含微量的硒，其存在量依地球上的區域而大不相同，例如，在紐西蘭、芬蘭或中國的一部分地區，就明顯缺乏硒。事實上，缺硒會對動物產生莫大的影響。如紐西蘭出現之牛、羊的白肌症，或中國的心肌障礙等，都被認爲是缺硒造成的。土壤中的含硒量雖少，卻足以使動物生病；所以，硒可說具有驚人的力量。

以前這些地區出現這種症狀時，因不明白真正的原因，都只能以水土不服來處理。現在已知有硒這種物質，也明白它在生物體內的功用，只要補充足量的硒，就不會造成大的社會問題。

可是，因環境污染或其他的原因，人類體內的過氧化物質，仍有上昇的趨勢，故對硒的要求量也增高。此外，許多癌症或冠狀動脈患者，血中的硒含有量頗低，更需攝取一定量的硒加以預防。

重要的是，若能吃芝麻增加體內的硒含有量，即可預防癌症或冠狀動脈等疾病的發生。

所以，硒含量高的芝麻必然成爲需求品。經過調查的結果，日本產的芝麻和大量輸入的非洲產的芝麻，硒含有量都比較高。

芝麻按摩軟膏

以前，在日本全國性的配置藥品中，有一名爲「不必按摩」的敷貼膏藥。它被稱爲

「按摩膏」，尤其深受老年人的喜愛。此膏藥的主成分爲香味濃郁的黑芝麻油；把它撕下貼在患部即可。適用的症狀有刀傷、割傷、骨折、跌打損傷、牙疼、頭痛、燙傷、皮膚病等。它雖然沒有現在這種藥布的即效性，但老年人卻說：「它會慢慢發揮最大的功效。」

芝麻油現在也用於醫療上。例如，在中東或非洲地區，被蛇咬、蜂叮或燙傷、皮膚病等，還有在患部塗抹芝麻油的習慣。

由此可知，芝麻油中的亞麻仁油酸等不飽和脂肪酸，和許多的抗氧化物質芝麻力格那，可發揮最大的功效。

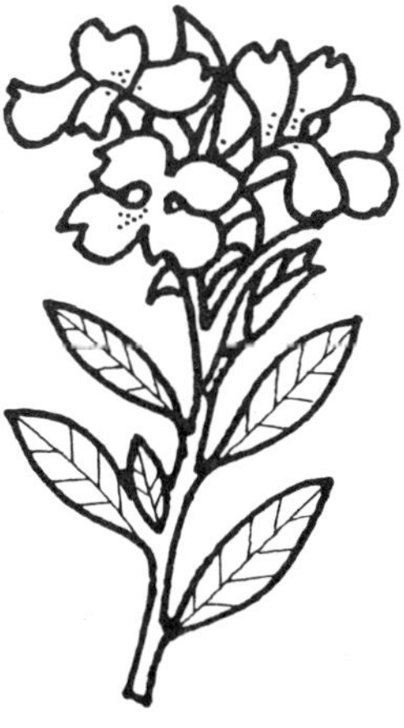

4. 芝麻也有美容的功用

可使頭髮烏黑亮麗的黑芝麻

俗言「頭髮是女性的生命」。當營養不能供應給頭髮時，立即會產生影響。由此可知，頭髮是健康的指標。當營養不夠，或不能直達髮梢的話，就會形成分叉或斷裂。因此，想要有一頭烏黑亮麗的香髮，除了外在護髮外，也要由體內供應充足的養分。

黑芝麻中所含的大量維他命E和煙草酸，可促進新陳代謝，加强微血管的血液循環，提供頭皮充分的營養，達到養髮的功效。黑芝麻的黑色素被稱爲花色素，可促進毛髮色素——黑色素的形成。

所以，常吃黑芝麻，可使頭髮烏黑亮麗，尤其是年輕禿頭的人頗具療效。

以楊貴妃爲代表的中國美女，似乎都酷食芝麻類的食品。掌握清朝政權數十年的西太后，即使到了七十歲，臉上没有任何皺紋，頭髮也烏黑亮麗，肌膚如少女般光滑。據説這是她幾乎每天吃芝麻和牛奶的結果。

像這樣每天食用芝麻，提供一定的熱量，肚子不會老覺得餓，可減少零食的攝取量，使身體更輕快。而且，決没有營養不足的問題。結果，防止肥胖的出現，肌膚也更加光滑柔細。

事實上，根據常食用黑芝麻的人親身經驗指出，常吃黑芝麻可使白頭髮變黑，黑髮的掉髮情形減少，更加有光澤，皮膚也變漂亮了。這都是因爲芝麻的成分，使供給頭皮細胞或髮根之血液、氧氣和營養等的循環轉好之故。

早在日本平安時代的仕女，似乎就已瞭解芝麻的功效而經常食用，而且還取芝麻當髮油。這時的仕女都留一頭長髮，必須費心地保持頭髮的烏黑亮麗。於是，她們用芝麻油抹頭髮，以保持頭髮的光澤。

芝麻就像這樣，自内外層面保持女性的美麗。對中國的美女而言，芝麻常作美容食品的機會或許大於健康食品呢！此外，中國人素有「不孝有三、無後爲大」的觀念，如何産下優良的後代也是一大課題。而芝麻中的維他命E和煙草酸，有益於不孕症和因血液循環不良而易著涼的體質，故也是女性喜愛的食品。

有掉髮之困擾的人，可把一杯芝麻油和同量的鹽巴混合，用來按摩頭皮。然後以熱毛巾熱敷，再洗乾淨。每天持續的話，可防掉髮或白髮。

此外，以芝麻作飲料喝也有美髮的效果。把浸泡一夜的米五〇克，和浸泡一小時溫水的黑芝麻八〇克（瀝乾），一起倒入果汁機中攪成泥狀。若加半杯黑糖再煮開，做成黑芝麻濃湯，或黑芝麻飲料，效果更佳。

埃及女王美麗的秘密——芝麻

若提及歷史上的絕世美女，埃及女王克麗佩脫拉堪稱最具代表性。甚至有句話說「只要克麗佩脫拉的鼻子低一公分，歷史就會改變了。」因爲羅馬大帝凱撒和安東尼均迷惑於她的美，才使古埃及的歷史產生鉅大變化。

克麗佩脫拉是古埃及托勒密王朝最後的女王，據說她美麗的秘密就是芝麻。無論如何，古埃及女王爲保有自己的美麗，也知道利用芝麻。

而古埃及最早的女王，一八王朝的哈特休普斯特，爲滿足芝麻的大量需求，積極和同盟國（索馬利亞·索馬里蘭），或阿拉伯紅海沿岸國家進行海外貿易。表面上是爲了宗教祭典輸入香料，事實上是以芝麻爲主體。

這種芝麻的輸入行徑，後來斷斷續續地進行；直到最後一任女王克麗佩脫拉還持續著。

不過，古埃及的化妝品和香料歷史悠久，尤其成爲宗教祭典中所不可缺乏的物品。主要的物品有乳香、肉桂、酒、蜂蜜、芝麻香油（其他還有便宜的椰子油或橄欖油）等。芝麻在此也具有重要的功用。

再者，埃及人也知道自花朵萃取香料。當時都是用芝麻油或椰子油抽出花的香精，不像現在以酒精萃取。

萃取香料的方法是，把花瓣浸入芝麻油中，使花瓣的香味陸續移至芝麻油中，變成兩者混合的香料。以此方法製成的香料，價位更高，據說國王或王妃、女王們競相使用，也用來抹身體呢！此事由年僅十八歲即死去的埃及國王杜唐卡門，墓棺中發現的芝麻香油可以證實。

減輕生理疼痛的芝麻成分

男性可能難以想像，許多女性一到生理期，下腹就會出現鈍痛感。疼痛的程度因人而異，但嚴重的話，連動也動不了，工作使不上力，終日不舒服。

現在減輕生理痛的藥品雖多，但都不能根本解決這個問題。倒不如以可溫暖身軀，促進血液循環的食物，取代鎮痛劑。

事實上，芝麻對治療生理痛十分有效。

把搗碎的芝麻鹽，抓一把加入粗茶中，自預定的生理期前二～三天起，每天喝五～六杯，可有效地減輕生理期的疼痛。此外，把數滴芝麻油加入粗茶中飲用，也有相同的效果。

再者，芝麻中的礦物質——鈣和鎂，以及維他命B群和E，也能有效去除生理期的焦慮，適合婦女和情侶食用。

此外，在涼拌、沙拉或醃漬物中，輕灑些芝麻食用，也十分美味。

可促進乳汁分泌的芝麻料理

最近日本餵母奶的母親，似有增多的趨勢。在戰後營養不良的時代，奶粉的利用蔚爲流行。後來雖然物質條件轉好，但因身體及時髦的顧慮，肯親自餵母奶的年輕媽媽還是不多。不過，現在人們重新評估母奶的價值，願意餵母奶的母親也變多了。

可是，乳汁分泌量依個人體質或營養狀況而有差異。若有充足的睡眠與休息，加上均衡的飲食，攝取充足的水分，就會有充足的奶水。而芝麻也是促進乳汁分泌不可欠缺的食物。

含必須氨基酸之良性蛋白質或亞麻油酸、油酸等不飽和脂肪酸、鈣質、鐵等礦物質，以及大量維他命的芝麻，不僅可促進乳汁分泌，也有益於寶寶的健康，更對產婦有產後滋養和補血的作用。

奶水不足的產婦，可試試芝麻和糙米製成的濃汁。做法是，各取三十克的芝麻和糙米，放入鍋中加三杯水煮至一半的量。然後當一日分，分三次飲用。更簡單的方法是，把十五克的芝麻炒過，研磨成粉末，加一些鹽巴，每天食用，也有刺激乳汁分泌的功效。

可治頭暈眼花的芝麻

有些人長時期待在人潮中，或長時間泡熱水澡時，會引起暈眩。這是血管擴張，血液大量流通引起的現象。它的發生原因幾乎都是自主神經失調或荷爾蒙分泌異常，有不少女性都有這方面的煩惱。

同樣是暈眩的現象，但很多自主神經失調或更年期障礙的人，都有手腳或腰部畏寒，只有臉部發熱的毛病。這時，含大量維他命E的芝麻，最能治療這種因老化導致荷爾蒙分泌異常所引起的暈眩。尤其是把芝麻加杏仁一起熬煮，功效更好。

芝麻煮杏仁的方法是，先把六十克芝麻、六十克米和十五克杏仁一起泡水。瀝乾後搗成糊狀，再倒入鍋中熬煮，然後加糖或蜂蜜即可。

可防歇斯底里及婦女病的芝麻

據說蘇格拉底會變成一個偉大的哲學家，是因爲他有個歇斯底里又愚蠢的妻子。但這並不表示，男性只要擁有惡妻就能成爲偉大的哲學家。儘管如此，深受女性歇斯底里之困擾的男性並不少。由歇斯底里一字的語源來自「子宮」即可知，它和女性有切也切不斷的關係。

據說體型標準或纖瘦型的中年女性，最常出現的病狀現象就是歇斯底里。

當然，其中也有下腹推滿脂肪的肥胖型患者。這類人的消化系統功能不佳，容易疲倦，也易引發歇斯底里。體質上的壓力，似乎都是造成歇斯底里的原因。

芝麻可以改善歇斯底里的症狀。芝麻含大量的必須氨基酸之一——色氨酸；這是煙草酸荷爾蒙的前身，有穩定精神的作用。此外，芝麻還含有大量的蛋白質和不飽和脂肪酸，可降血中的膽固醇，促進抗壓力之荷爾蒙的分泌，使精神趨於穩定，消除神經的焦躁感。

芝麻還可促進有關婦女病之荷爾蒙類的分泌，豐富的鐵質可預防女性常具的缺鐵性貧血，並可消除疲勞。將芝麻磨碎或剁碎比較容易入口，適合灑在白飯或醃漬物、沙拉上食用。

可預防骨質疏鬆症的芝麻

骨質疏鬆症已成為現代人的文明病之一。由它的病名看來似乎頗難纏；事實上，它就是骨骼中鈣質不足，造成很多空隙，導致走路困難；嚴重的話，恐怕也不能運動且容易骨折呢！它和荷爾蒙有密切的關係，常發生於更年期以後的女性身上。

芝麻含有豐富的鈣質，也有很多可促進鈣質吸收的脂質和蛋白質，最能預防骨質疏鬆症。

不過，直接食用芝麻的話，鈣質的吸收率不太好，最好搗成糊狀再食用。或者把它塗在吐司上，或和鈣質含量多的蔬菜（菠菜、茼蒿）等一起食用，效果更好。

第3章

善用芝麻料理健康又長壽

——〔芝麻的食用方法〕

1. 有效地食用芝麻

芝麻和主食風味最相投

西元前三〇〇〇年極爲興盛的古代埃及、美索不達美亞、印度河以及黃河這四大文明，已經開始一致的芝麻飲食文化。這四大文明地的主食，都是地中海農耕文化孕育的小麥類，其他還有大麥、雜糧，以及些許的水稻。但是，這些主食完全是碳水化合物的糖質。

在這個時代還不能利用大豆之類的豆類，爲了補充營養，攝取足量的植物性油脂和蛋白質，芝麻是唯一的優良食品，亦即，除了麵粉製的麵包、小麥餅等主食外，蔬菜等其他的炒食，當然也使用芝麻或芝麻油。

此外，即使是亞洲地區自古就有的根栽農耕文化和稻作農耕文化，其主食的芋頭類和稻米也都是澱粉類，與此風味相投的芝麻飲食文化也十分繁榮。代表性的食品有芝麻飯、芝麻餅、芝麻丸子等等。

再者，就連很晚才傳入芝麻的美洲新大陸農耕文化，以玉米、甘薯、馬鈴薯爲主食。在這種澱粉類食品中，芝麻料理也相當流行。

由此可知，芝麻或芝麻油不論在任一文明或農耕文化中，都和各種主食風味相投，成爲受歡迎的料理。

芝麻正確的選法

日本市面上出售的芝麻，是由世界各地生產輸入的芝麻。這些芝麻的色、形、質不僅因產地不同而有差異；有時還夾雜粘土、砂子、小石頭、雜草種子等物。

於是，業者把這些芝麻的夾雜物清除，以「精洗芝麻」或「上選芝麻」之名上市。這類芝麻大都產於一、二年前，並無太大的問題；但必須考慮以下的場合。

亦即，芝麻採收時，種子受損，在高溫的熱帶長期貯藏，或是熱帶的輸送環境不良時，可能會變成氧化度高的種子，或營養受損的不良種子。

購買芝麻時，要分辨良好的芝麻種子。以黑、白，褐芝麻爲例：

①選芝麻種子之色澤與形狀一致者。色澤一致，不摻其他色澤的芝麻，或形狀一致的芝麻才是上品。這要以栽培區之芝麻統一品種出貨爲前提，注意信用問題。

②選豐滿且帶圓形的種子。這也依品種而有差異；但一般而言，隆起或鼓脹的種子較好。當種子老化或受損時，種皮和中心會生出空隙，使種子表面凹陷。像這種扁掉的芝麻也稱爲「死芝麻」，炒的時候也不會爆裂。

③若偏好芝麻的香氣，可選黑或褐芝麻系統。這些芝麻一般來說，種皮厚且含有精油，炒菜時香味濃郁。

④若偏好較多的芝麻油時，最好選白或黃芝麻系統。

芝麻和大豆一起食用提高營養價值

到目前爲止，已舉出許多實例介紹芝麻的效用。在此要强調的是，芝麻的食用方法。明白「芝麻有益健康」的事實，隨即利用雖是好事；但一次吃很多，過了一週不見功效就不再食用的人也不少！

這不只是芝麻，也適用於其他的食品；重要的是，即使吃少量，也要每天持續地吃下去。

還有一件重要的事實，不要光吃芝麻，必須和各類食品一起食用，保持均衡的營養，也能提高芝麻的功效。

自古在日本的生活習慣之一，就有「併食中毒食物」一詞。據說若一起食用梅乾和鰻魚、油炸物和冰的話，會引起中毒。這是自古以來的傳説，有些在科學上根本毫無根據，有些則有真憑實據。但事實如何還不太清楚。

不過已知的是，芝麻和各類食品一起食用，更能增加效果。亦即，芝麻和其他食品共食，幾乎都不會發生問題。

爲維持健康，我們每天約需攝取七〇克的蛋白質。而各種含有蛋白質的食品中，以肉、魚和大豆最具代表性；芝麻和這些食品一樣，也會有大量的蛋白質。

而食品的營養價值，不僅是含有量，構成蛋白質之必須氨基酸的組成也很重要；因爲必須氨基酸無法於動物體內合成。含大量這種必須氨基酸的蛋白質，才能被視爲高度營養價值的食品。

芝麻含有豐富的必須氨基酸。必須氨基酸中有蛋氨酸和離氨酸等重要成分。若把芝麻和FAO／WHO提出之標準氨基酸類型作比較，最大的特色是，離氨酸含量少，但蛋氨酸和色氨酸的含量高。

可是，植物性蛋白質來源最具代表性的大豆，所含的大豆蛋白質，蛋氨酸含量稍稍不足，但離氨酸比較多。所以，若一起食用芝麻和大豆，可互補不足的氨基酸，大大地改善營養價值。

經由動物實驗，可證明這個如預測中的互補效果。現在的日本人之飲食生活十分富足，少有人會自芝麻攝取蛋白質補充所有的營養。但是，在芝麻主要產地的亞洲，非洲或中美洲等開發中的國家，到現在芝麻的蛋白質，仍是國民補充營養的一大來源。

而且，絞出油的芝麻粕中，還含有大量的蛋白質和礦物質，自古即被用來製作小點心或家畜的飼料。

把芝麻和非洲各國大量栽培的高粱、玉米作一比較的研究顯示，芝麻種子之氨基酸的組成，以及氨基酸的利用率，都比高粱或玉米的好多了。

芝麻炸油的正確用法

芝麻油和其他的大豆油、菜籽油或紅花油等相較之下，貯藏的時間更長久；這是因只有芝麻含抗氧化的物質。芝麻炸油有二種，一是不能焙煎、色淡的沙拉油；另一種是可焙煎、色濃的芝麻油。兩者均含有抗氧化物，而前者含有芝麻明末，後者含有芝麻末之成分。

自古以來，芝麻炸油即被視爲耐用的油品。因一般的大豆油或菜籽油等炸油，只要用一次、二次，會因氧化腐敗呈現些許的稠狀，散發不好的味道。而且，內含的維他命E，也會遭到破壞。

芝麻油每次加熱油炸後，會增加抗氧化物質芝麻末，可抑制氧化腐敗。根據這個現象，每次用油、添油的話，甚至有主婦表示可當作三十次的炸油使用。這實在是令人十分驚訝的體驗呀！

炸衣中加入芝麻粉可補充營養

用芝麻油炸食品時，除非是不裹炸衣乾炸，否則都會在炸衣中加入麵粉（小麥粉）。裹上炸衣油炸的優點很多；例如，可在高溫的油中，固定材料油炸；或和裡面的材料一併食用。

炸衣的麵粉屬於碳水化合物的澱粉糖質。一般的油炸物會覺得好吃，是因爲裡面的蛋白質或碳水化合物的材料，和炸油一起食用的關係。而且，若在炸衣中，加入麵粉的三分之一～二分之一的芝麻粉（碎芝麻）再油炸，口感更佳。

爲什麼呢？因爲新加了芝麻的蛋白質和油脂之故。而且在炸衣中加入芝麻粉，可使芝麻的營養完全裹於炸衣中，增加許多營養價值。

此外，芝麻炸油中含有許多抗氧化物質，炸衣也因加入芝麻粉而形成抗氧化物質，這可使接觸油炸物外層的表面，達到防止氧化的目的。所以，最好在麵粉中加入芝麻粉製成炸衣油炸食品，比較有利。

青肉魚以芝麻油油炸效果倍增

芝麻之五〇%的主要成分不飽和脂肪酸，爲必須的營養素之一，幾乎都是亞麻仁油酸。最近，這種亞麻仁油酸在健康的潮流中廣受矚目。

亞麻仁油酸可降低膽固醇，預防動脈硬化，抑制狹心症或心肌梗塞等心臟病的發生。更可降血壓，防止腦溢血。對擔心成人病的人而言，是非常好的食品。

若把芝麻和其他食品一併食用，可提高亞麻仁油酸的效果。

例如，用芝麻油炸沙丁魚或竹筴魚等青肉魚，更可促進亞麻仁油酸的作用。這是因爲青肉魚中也含有，可和亞麻仁油酸同時發揮功用的EPA或DHA等多價不飽和脂肪酸。而且，用芝麻油炸青肉魚，可攝取雙方的不飽和脂肪酸；這絕不是1＋1＝2，可能是3或4呢！

一般人都知道，使用回鍋的炸油，會損害身體；這是因爲油一接觸空氣會立即氧化，變質爲有害身體的成分。

芝麻油的氧化速度慢，可常保新鮮狀態，適合當成炸油。用芝麻油炸過的沙丁魚或竹莢魚等油炸物，可說是預防成人病的最佳食品。

芝麻依加熱的溫度香味及顏色會有變化

芝麻被炒之後會發出香氣；這些香氣意義成分即所謂的焙煎香。食品中所含的糖、氨基酸或油脂等成分，會因加熱產生化學變化，而發出香味。

但芝麻有一特徵是，因內部之成分的種類或比例不同，依加熱的溫度，使香氣、色澤均產生變化。因此，使用芝麻，或以芝麻油烹調料理時，最好充分研究這種芝麻的特性，配合目的調理或加工。

例如，在家炒芝麻時，以二一〇度的油溫爲宜。溫度太低的話，炒起來很費時，幾乎聞不到香味；反之，溫度太高，芝麻會急速變黑而爆裂。

自古以來，若有必要利用芝麻更多的香味，會避免炒得太過火，利用芝麻香味揮發的特性，加大芝麻的表面積，促進香味的揮發。

這時，可把芝麻絞碎、剁碎或磨碎，破壞其表面，使香味更可散發出來。

依實驗可知，芝麻在絞碎、剁碎或磨碎的三大加工過程中，表面積越來越大，香味的

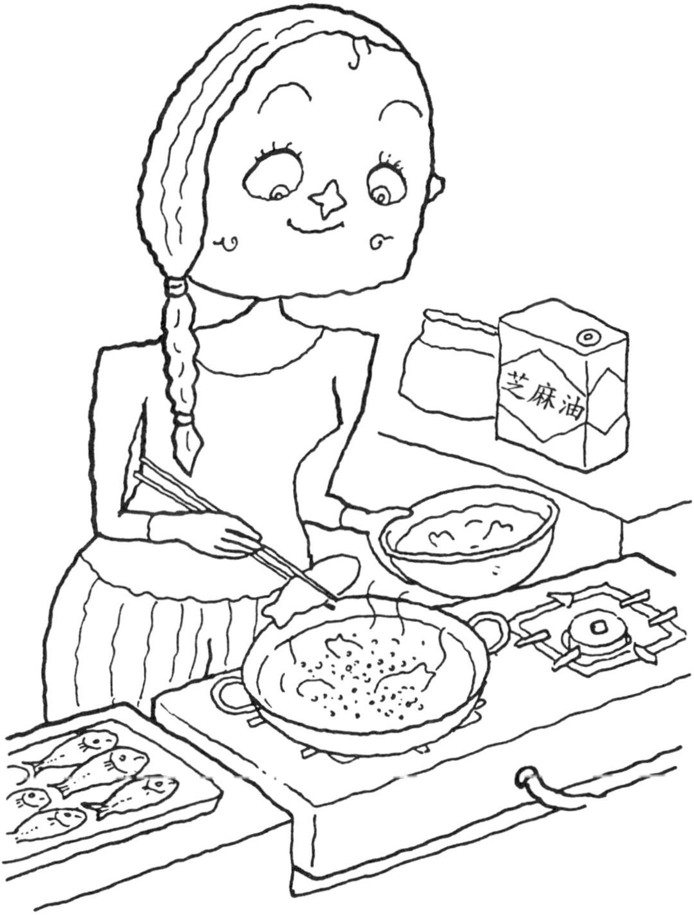

用芝麻油油炸食物，可預防成人病。

成分含量也依序增加。和一般狀態的芝麻比起來，磨碎的芝麻香味高達七倍。

擁有一四一種香味合成的芝麻

位於日本橫濱的中華街，一年有高達一千八百萬的遊客造訪，可說是日本第一大飲食街。走入此街，往往會聞到一股特殊的香氣刺激人們的食慾；這條中華街之香氣的最大來源，就是芝麻油。

芝麻因其特有的香氣，被人大量運用在以香味爲目的的料理中。尤其中華街的料理，特重這種芝麻的香味；而芝麻特有的香味，是在油炒的過程中出現的。

針對炒過之芝麻香氣成分的研究，始於一九六〇年，至目前爲止，已有數個報告出籠。其中最令人吃驚的報告指出，芝麻的香氣來源並非一個，即是高達一四一種香氣的合成，而發出的香味。

芝麻的香味成分，包括了二九種芳香的吡嗪類（pyrazine）、十四種焦臭或甘甜的法郎類（franc）、十五種煙臭味的吡嗪類（pyrvole）等之含氮化合物。

其他還有三二種含油臭味的乙醛類和甜牛奶糖味的西古咯之酮類（keton）、十五種微香的酒精類、水果香味的酯類和牛奶狀之甜味的內酯類各五種、八種略帶異味的碳化氫、五種消毒藥水味的酚類，濃度一高就發出腐敗等令人不悅的異味。但濃度低的話，香味會更濃，還有八種能散發芳香的含硫化合物，共計一四一種成分，合成芝麻的香味。芝麻的複雜性，由這種不能表現酸的香味之秘密即可知。

這也算是自然的偉大創造力吧！如此複雜的香味，恐怕無法用人工重現呢！

黃綠色蔬菜用油炒過消化吸收率增爲八倍

胡蘿蔔等黃綠色蔬菜，含有許多類胡蘿蔔素。類胡蘿蔔素也稱爲親維他命A，可分成α、β、γ等種類。胡蘿蔔中含大量的β類胡蘿蔔素；根據美國哈佛大學的海澳凱博士的說法，攝取越多這種成分，罹患癌症的機率越低。

這種β類胡蘿蔔素，若經由芝麻油等食用油調理，消化器官的吸收率可增爲八倍！這是因爲用芝麻油調理時，β類胡蘿蔔素易於溶解；所以，黃綠色蔬菜儘可能用芝麻油炒、炸，以提高營養價值。

β類胡蘿蔔素進入人體後，形成維他命A，可發揮其機能。

磨碎的芝麻若不及時使用香味會流失

把芝麻磨碎後再調理，可充分發揮它的香氣，但此香味不能長久保存。芝麻的表皮可保存香味，即使放很久，香味也不會流失。

芝麻的香味成分很容易起化學變化，尤其是磨碎的芝麻，更不易保留原有的香氣。所以，儘可能利用剛炒好的芝麻來磨碎，不過每次都只用少量來炒的話，比較花時間。

最近市面上已出現炒好或磨碎的芝麻；但針對它們的風味加以研究發現，製造後隨著日期的加長，風味也逐漸惡化，尤其磨碎的芝麻香味流失得更嚴重。這是因爲芝麻磨碎後，表面積加大，香味成分容易揮發和引起氧化。而磨過或炒過的芝麻，似乎都不能馬上用完。想保留芝麻香味，又不想花太多時間的話，可購買市面上新鮮的炒芝麻，再回家重新快炒一下即可。若要長期保存的話，要整粒放入冰箱存放。

磨碎及去皮的芝麻比較容易消化

在日本有一家以「涮羊肉」聞名的料理店，提供芝麻和研磨工具，讓顧客自製芝麻佐料汁。由於這讓顧客有充分的參與感和成就感，而深受好評。

不過，這裡的「自製芝麻佐料汁」，並不是要噱頭的表演，而是爲了加强芝麻的消化與吸收。芝麻的表皮堅固、顆粒又小不易咬碎，若直接吃炒過的芝麻，不易爲人體吸收，大部分還是被排出體外。

如此一來，就不能充分利用芝麻所含的營養成分了。所以，最好把芝麻先磨碎、剁碎或去皮再食用，比較好消化。

如果覺得自己研磨芝麻很麻煩，也可利用已去皮的「去皮芝麻」。市面上這種去皮的芝麻十分受歡迎；當然去了表皮的芝麻也比較容易吸收。

若由日本人的興趣來思考，真是無法想像，全世界有一六〇個國家都吃芝麻，而且幾乎都吃去皮的芝麻；吃帶皮的芝麻者，唯有日本和韓國。

去皮的芝麻因較好消化，在日本大都提供給年老者或病人食用。很多年輕女性也喜歡把芝麻撒在糖果、點心上，增加食品的可看性。而方便使用的去皮芝麻，更可使能攝取均衡營養的芝麻之用途更加廣泛。

日本人對帶皮芝麻的喜愛，與其香味有關。因爲去皮的芝麻雖然好用且易於消化，卻也有香味流失的缺點。事實上芝麻的種皮，可促進芝麻特有香味的產生；所以，去皮後的芝麻，香氣也變淡了。

不過，去皮芝麻還有最佳的使用方法，那就是炒去皮芝麻。經由此步驟，使芝麻香氣的性質產生變化，在低溫下散發如花生般的香味。如果因高溫炒得越黑，會開始散發芝麻原來的香味。

這種於低溫下炒出的花生般之香氣，真是無法言喻呢！

近年來，基於芝麻對健康的助益，專家都建議人們儘量攝取芝麻。但因芝麻特有的強烈香味，給人和中國菜或素食等特定料理一併出現的印象，受限於料理種類或使用的量，對芝麻香味敬而遠之的人也不少。可是，若能呈現花生般的香味，應可大量用於西洋料理，尤其是西式點心之中！

2. 美味可口的芝麻料理

芝麻的料理法

芝麻應如何運用於料理中呢？可以想像早自人類農耕時代起，便開發出各式各樣的芝麻利用方法。發生在世界各地之古代農耕文化的主要糧食，有麥、稻、玉米、雜糧或芋類；這些全都是碳水化合物的澱粉（糖質）性食物。這些食物一開始都是直接單獨被利用；但不久之後，就經由加工而共同食用了。

人類基於本能所要求之澱粉性以外的食物，若由營養層面來考慮，當然要攝取均衡營養的蛋白質，油脂和礦物質等等。其中，小麥或稻米等主食，或其他副食品的加工或調理中，具有重要功用的是油脂類，尤其是芝麻和芝麻油。

所以，若由各種角度來看以芝麻為對象的調理方法或利用型態，可得以下的結論。

〈利用型態〉

①整粒食用

例如

1.煮熟或炊過……連湯或飯一起食用
2.蒸熟……芝麻糯米飯
3.炒、煎……炒芝麻、芝麻鹽
4.烤……煎餅類、蛋糕類
5.塗……點心、魚乾
6.成團狀……點心類（飴、蜂蜜）
7.撒……飯糰、味噌湯、清湯

②粉狀食用

1.放入湯中……芝麻湯

2. 塗……………………餅乾、點心、丸子

3. 涼拌………………各種涼拌食品

4. 撒……………………點心、湯汁

5. 餡……………………點心類

③膏狀食用（芝麻佐料汁、芝麻膏、嫩豆腐芝麻）

1. 塗抹（加上去）…………小麥餅、蛋糕、丸子

2. 涼拌………………各種芝麻涼拌食品

3. 餡……………………羊羹、饅頭、包子

④芝麻油利用法（炸油、沙拉油、辣油）

1. 煮……………………芝麻豆腐湯

2. 炒……………………炒飯、炒菜

3. 涼拌……………………………沙拉
4. 炸………………………………油炸食品、炸丸子、炸肉餅
5. 塗抹（加上去）………………麵類加工

⑤其他的利用方法

1. 芝麻味噌
2. 芝麻豆腐
3. 芝麻奶油、芝麻人造奶油
4. 醃漬物
5. 芝麻醋、芝麻甜酒、芝麻辣油
6. 芝麻清酒

炒芝麻的要訣爲三粒爆裂法

以前的人習慣用平底砂鍋、附蓋或鐵絲網的容器炒芝麻；但現在已不易找到這類的鍋具，只好用平底鍋取代。

①先用小火溫熱平底鍋，再放入芝麻；記住不可放太多。當芝麻平鋪於鍋中後，再轉大火。

②炒芝麻時，「大火的遠火」爲要訣。意即把平底鍋稍爲舉高離開火源，再邊用手搖鍋子邊炒，可使火源均勻地佈滿平底鍋。

③把五、六雙筷子綁在一起來回攪動芝麻，可以炒得均勻。

④等芝麻熟了後，會散發怡人的香味，白芝麻也會變成淡黃色，不久芝麻會爆裂。自古以來炒芝麻的要訣就有「三粒爆裂法」的說法。

即三粒芝麻爆開後，就該熄火，以免芝麻炒得過火，流失香味及油分，或炒焦了。在家炒芝麻的溫度以二一〇度爲宜。

此外，還有一種「死芝麻」的說法。即這種芝麻已失去生命力，再怎麼炒也不會爆開，到最後會冒煙焦黑；如此一來就不會用於料理中了。

芝麻的研磨方法

利用研鉢和研磨棒，即可自己製作芝麻；這種研磨芝麻，一邊流汗的「運動」，不也有助於成人病的預防嗎？

①炒過的芝麻先放涼，再倒入研鉢中。
②輕握研磨棒，彷彿只有感受到它的重量，再自研鉢的底部向上研磨。
③若過度研磨，芝麻之重要成分亞麻仁油酸會滲出，所以要輕一些。
④黏在鉢壁的芝麻，用牙籤刮乾淨。

3. 加了芝麻後尋常的料理也更美味了

利用芝麻的各式料理

●青椒鑲肉

豬絞肉和蓮藕末一起塞入青椒中，抹上白芝麻煎過，再加湯燉煮。

●芝麻義大利麵

用芝麻油取代橄欖油或奶油和麵條，再塗上鹹鱈魚子、青紫蘇和炒過的白芝麻。

●洋芋餅（中國式炸肉餅）

在豬絞肉中加入竹荀丁和香菇丁，以芝麻油炒過，再用馬鈴薯泥裹緊，塗上麵粉和白芝麻，下鍋油炸。

●**芝麻糯米飯**

在糯米中加少許粳米，磨碎的黑芝麻、甜酒和鹽巴，一起放入電鍋炊煮。

●**芝麻佐料**

使用芝麻佐料有各種調味方法。就材料而言，使用的芝麻以炒過或磨碎的芝麻爲宜。尤其是磨碎的芝麻香氣四溢，可加其他材料混合，效果更好。在此介紹傳統的芝麻佐料。

①以對醬油一的比例，依各人喜好加入三分之二～一·五倍的檸檬汁或醋，再加少許酒拌勻。

②然後加入三分之一～三分之二磨碎的芝麻，充分攪拌。

③再加入三分之一的芝麻油即可。

④如果加入紅辣椒末，就成爲別具特色的佐料。

●**增加活力的蔬菜沙拉**

把胡蘿蔔等新鮮蔬菜和裙帶菜等混合，撒些芝麻佐料和磨碎的芝麻製成沙拉，是盛暑中增加活力的好食品。

①裙帶菜泡軟，切成二～三公分長。
②胡蘿蔔、芹菜、小黃瓜、番茄和萵苣等蔬菜，切成適當大小。
③把四季豆、碗豆或毛豆等煮過，冷卻備用。
④裙帶菜和蔬菜混合，淋上芝麻佐料，再撒上磨碎的芝麻即可。

●甜甘薯芝麻球

這是對美容及健康有益的點心式芝麻料理。
①將甘薯切成三～四公分的圓片，蒸熟去皮，趁熱過濾。
②在甘薯中加少許蛋黃，蜂蜜和鹽巴，加熱拌至稠狀。
③熄火，稍涼後，搓成小球形，塗上麵粉，裹上蛋汁，再抹上芝麻。
④用一七〇度左右的熱芝麻油炸這些芝麻球即可。

利用芝麻的醬料、佐汁、常備品

●芝麻調味汁

炒五大匙白芝麻，用研鉢充分磨碎，加入二大匙醋、二大匙醬油、四大匙油和少許胡椒粉拌勻，可當沙拉或涼拌的調味汁。

●芝麻醋

炒五大匙白芝麻，用研鉢充分磨碎，加入三大匙醋、二大匙砂糖和柴魚湯、一大匙甜酒和少許鹽，充分攪拌。

這適用於筍子、芹菜、蘆筍等涼拌食品。

●芝麻沙拉醬

炒五大匙白芝麻，用研鉢充分磨碎，加入五大匙沙拉醬，一大匙檸檬汁、二大匙牛奶、少許鹽和胡椒粉充分攪拌。這適用於蔬菜、山芋等涼拌食品。

●芝麻味噌

炒五大匙黑芝麻，用研鉢充分磨碎，加入一大匙味噌和柴魚湯、二大匙糖、半匙醬油充分攪拌。

這適用於四季豆、蔥、茼蒿、菠菜等涼拌食品。

●芝麻佐汁

炒五大匙白芝麻，用研鉢充分磨碎，加入一大匙味噌和醬油、一·五大匙砂糖、五大匙柴魚湯和一把蒜末充分攪拌。

這適用於涮羊肉或火鍋等食品。

●芝麻粉

白芝麻二十公克、小白魚乾十五公克、蝦米十公克、乾燥裙帶菜十五公克、青海苔一大匙充分炒勻（或用烤箱加熱，不蓋保鮮膜），用磨咖啡器切碎。

這適用於飯糰、便當或白飯等食品。

●芝麻膏

炒六大匙黑芝麻，用研鉢充分磨碎，加入二十公克的山楂餅再磨碎。然後加入四大匙蜂蜜，一大匙奶油、二小匙醬油充分攪拌。

這適合塗在麵包、饅頭上食用。

4. 預防疾病的芝麻菜單

可防動脈硬化、心臟病的菜單

動脈硬化或心臟病，都是血液中的膽固醇和食鹽攝取過量引發的成人病。由此可知，飲食生活有決定性的影響。例如，鄉下的味噌湯、醃漬物，城市的調味方式、太油或太甜的飲食，都有害健康。可防動脈硬化或心臟病的食品如下所示：

①芝麻油之類的植物油。
②黃綠色蔬菜。
③蘑菇類、海藻類。
④大豆及其加工品。

⑤青花魚、沙丁魚、竹筴魚、鰹魚、鮪魚等的魚脂肪。
⑥芝麻、核桃、松果等等。

●八寶菜

做成八寶菜的蔬菜和香菇，芝麻油，均含有防止膽固醇上升的成分。這道菜的鹽分用量雖少，但因用太白粉勾芡，感覺味道頗濃，可攝取充分的營養。作法如下：

①豬腿肉切成一口大小，醃調味料入味，再拌入太白粉。
②香菇泡軟後切成小口大小，白菜心也切小口，洋蔥切大口，胡蘿蔔和筍子切薄片。青豌豆撕去硬筋，大蒜切成粗末。
③鍋子加熱，倒入二大匙芝麻油，將①的豬肉炒至變色，盛起。
④再倒入一大匙芝麻油，生炒大蒜和胡蘿蔔。然後放入其他的蔬菜，加入三分之二杯的高湯、二小匙鹽、一大匙蠔油、一小匙醬油、一大匙酒和少許胡椒粉調味。炒至八分熟後，倒入③的豬肉，以太白粉勾芡即可。

營養價值（相當於一個人）　熱量一五九千卡、蛋白質七・六克、脂肪一一・八克、糖分七·二克、鹽分一·三克。

材料（四人份）

豬肉（切薄片）……………一〇〇克
白菜（高麗菜）……………一〇〇克
洋蔥……………中型二分之一個（七〇克）
胡蘿蔔……………小型二分之一個（五〇克）
香菇……………中型二朵
青豌豆……………三〇克
筍子……………小型一個（一〇〇克）
大蒜……………少許
芝麻油……………三大匙
高湯……………三分之二杯
水和太白粉……………一大匙和二分之一杯

鹽……………………四分之一小匙
酒……………………一大匙
胡椒粉………………少許
太白粉………………二分之一大匙

●大豆麻辣火鍋

大豆可防膽固醇上升與脂肪的囤積。

①洋蔥切成末狀，大蒜也切成粗末。

②鍋子加熱，倒入芝麻油炒大蒜與洋蔥末，再放入牛絞肉炒勻。

③大豆和番茄連汁一起倒入②中，再加入高湯塊、糖、辣椒粉和胡椒粉。煮開後轉小火煮三〇分鐘。最後再開大火，加入芹菜和起司粉。

營養價值（相當於一個人）　熱量三六一千卡、蛋白質二〇·三克、脂肪二四·一克、糖分十三·七克，鹽分一·五克。

材料（四人份）

大豆（水煮）……二罐三〇〇克

牛絞肉……一〇〇克

番茄……一大罐（四〇〇克）

洋蔥……中型二分之一個

大蒜……少許

芝麻油……三大匙

糖……三大匙

辣椒粉……少許

胡椒粉……少許

芹菜（切末）……一大匙

起司粉……三大匙

高湯塊……一個

●紅燒鰤魚（海鰱）

魚類中的油脂和芝麻油一結合，可防膽固醇上升和血液凝固，更有防心臟病的效果。

①辣椒、蔥均切成末狀。

②用醬油、酒、①的辣椒和蔥，醃鰤魚三〇分鐘。

③平底鍋加熱，放入芝麻油，把②的魚煎至兩面金黃色，再加蓋燜一下，盛盤。然後把②的醃汁倒入鍋中加熱，淋在魚上，以貝刈菜裝飾。

營養價值（相當於一個人）　熱量三九九千卡、蛋白質二四・〇克、脂肪三〇・六克、糖分三・四克、鹽分二・一克。

材料（四人份）

魚（鰤魚、青花魚等）……四片（四〇〇克）

紅辣椒……二條

蔥……中型四分之一根（三〇克）

醬油……三大匙

酒……………………六大匙
芝麻油………………四大匙
貝刈菜………………二〇〇克

可防高血壓的菜單

預防高血壓的基本飲食，就是要養成口味清淡的習慣。

如味噌湯或其他湯類，通常都放了很多材料，要減少湯汁的攝取量才能減少食鹽的攝取量。而燉煮類的食物則要減少砂糖的用量，自然可減少鹽或胡椒粉的用量。

但如此一來，味道可能不太夠，在此可以芝麻取代調味料。如芝麻沙拉、芝麻涼拌，以及使用芝麻油的炒菜、油炸食品，雖然口味清淡但一樣好吃。

此外，多利用檸檬醋，沙拉醬、牛奶、優酪乳、番茄醬或香味類，仍可調成風味絶佳的料理。在此介紹數種可防高血壓的芝麻料理。

●野澤菜炒絞肉

野澤菜的酸味及辣味，是一種可引發風味、攝取均衡營養的家常菜。在此使用足量的肉、蔬菜及芝麻，是擔心高血壓者適合的料理。

①先把野澤菜的葉、莖切成細末，擰除水氣；若醃漬很久，要先泡水去除鹽分。

②筍子、芹菜和蔥切成五公分見方的形狀，紅辣椒不必切直接使用。

③鍋子加熱，倒入三大匙芝麻油，用小火先把辣椒炒至紅黑色，再取出辣椒轉大火炒豬肉，加些酒，最後倒入②的材料炒勻即可。

營養價值（相當於一個人）　熱量一二〇千卡、蛋白質四・三克、糖分二六克、鹽分一・三克。

材料（六人份）

野澤菜（醃漬品）……………一〇〇克

豬絞肉……………………………一〇〇克

筍子……………小型一個（一〇〇克）

芹菜……………………大型一個（一〇〇克）
蔥……………………中型四分之一根（三〇克）
紅辣椒……………………………二根
砂糖…………………………二分之一小匙
醬油……………………………二大匙
酒……………………………一大匙
芝麻油…………………………三大匙

●什錦味噌湯

這種味噌湯加了菠菜、蘿蔔、胡蘿蔔、牛蒡等材料，感覺像一道主菜。因爲湯中材料多，只要減少喝湯量，即可減少鹽分的攝取，很適合高血壓患者食用。

①豬肉切成一口大小，馬鈴薯切成小塊，胡蘿蔔切片狀，牛蒡切成薄片，泡水除澀味。蒟蒻撕成一口大小。

②菠菜或油菜切成三公分長，蘿蔔切成〇·五公分的厚片。

③鍋子加熱，倒入芝麻油炒豬肉，再加入蔬菜一起炒。加水煮開後，倒入柴魚湯和味噌即可。也可加入牛奶增加風味。

營養價值（相當於一個人）　熱量一一〇千卡，蛋白質八·八克，脂肪十六·六克，糖分十七·六克，鹽分一·八克。

材料（六人份）

豬肉薄片……………………一〇〇克
馬鈴薯………大型一個（一五〇克）
胡蘿蔔………小型一個（一〇〇克）
牛蒡……小型二分之一根（五〇克）
蒟蒻（白色）……四分之一塊（五〇克）
菠菜或油菜…………………二〇〇克
蘿蔔…………………………六〇克
芝麻油………………………一大匙

柴魚湯……………………四杯
紅味噌……………………四大匙

●馬鈴薯肉湯

一般人都覺得馬鈴薯肉湯的熱量很高，但只要減少砂糖的用量，自然也可減少醬油的用量，使味道變清淡，對高血壓的人而言，即較易減少鹽分的攝取。

①牛肉或豬肉切成一口大小。

②馬鈴薯或胡蘿蔔切成一口大小的滾刀塊。洋蔥對切，切成〇・五公分寬。四季豆除去硬筋。

③鍋子加熱加入色淡香味也較淡的芝麻油，再倒入一半的洋蔥和牛肉一起炒至變色。再倒入蔬菜快炒，加水、調味料加蓋煮開。二〇分鐘後，以中火燉煮，最後開大火即可。

營養價值（相當於一個人）　熱量二六二千卡、蛋白質八・八克、脂肪十六・六克、糖分十七・六克、鹽分一・四克。

材料（四人份）

牛肉或豬肉……………………………一五〇克
馬鈴薯…………………大型二個（三〇〇克）
胡蘿蔔…………………小型一個（一〇〇克）
洋蔥……………中型二分之一個（七〇克）
四季豆……………………………………七〇克
芝麻油…………………………………二大匙
柴魚湯或水……………………………一杯
砂糖…………………………二分之一大匙
醬油……………………………………二大匙
酒………………………………………一大匙

5. 世界上的芝麻料理

日本的芝麻料理

精心製作的芝麻油，可用來油炸、炒東西；而磨碎的芝麻可當涼拌、做飯糰的芝麻鹽。用法雖不同，但日本料理中的芝麻，卻可大大地影響風味。而缺少動物性脂肪的素食中，芝麻更是重要的脂肪來源。

●芝麻豆腐（夏天可涼食，冬天可蒸熱食用）

・做法（四人份）

①研缽中放入五〇克本葛搗碎，再加入六大匙碎芝麻拌勻。

②把約四杯冷卻的柴魚湯倒入①中，用濾網過濾，加入二分之一小匙鹽。

③把②倒入鍋中，開大火，用木杓邊煮邊攪拌。

④煮成泥狀後，轉小火連續攪拌三〇～四〇分鐘，避免燒焦。
⑤把④倒入打濕的罐中，表面弄平，冷卻凝固。
⑥倒二大匙甜酒於鍋中煮乾，加入二分之一杯柴魚湯和二大匙醬油調成淋汁，冷卻備用。
⑦把⑤切成適當的大小，盛於舖了青紫蘇的盤中，附上芥末等佐料和⑥的湯汁。

●炸魚（若加熱過度會有苦味，需以中火快速油炸）

・做法（四人份）

①八條沙丁魚剁細成三份，以二大匙醬油和酒，一大匙甜酒醃浸入味。再抹上麵粉和蛋白，裹上各半杯的白芝麻和黑芝麻，以一七〇～一八〇度的油溫快炸。
②用牙籤在辣椒上插洞快炸後，附在①上。

埃及的芝麻料理

芝麻在埃及料理中代表性的用法是，塗上芝麻膏調味的塔奇那（醬料），可塗在麵包上食用。其他如點心或飲料，也不可缺少芝麻。

●芝麻大餅

・做法

①用打蛋器把一五〇克的糖和一五〇克的人造奶油，打成乳狀。

②二個蛋加入二大匙香草精，約打二分鐘。

③一五〇克的玉米片、高筋麵粉五〇克，芝麻四〇克和發酵粉二分之一小匙拌勻。

④把①和②加在一起，倒入少許柑橘精，再加③拌勻，倒入四分之一杯的牛奶。

⑤烤盤先塗上奶油，倒入④的材料，撒上芝麻，以一七〇度的烤箱烤三〇分鐘。

●塔奇那（早上吃三明治時一定要淋此醬）

・做法

五大匙芝麻膏加入七五cc的水充分攪拌，再加二分之一大匙蒜泥、二小匙檸檬汁、三分之一小匙鹽巴拌勻即可。

●法拉佛（可夾於土司中，淋上塔奇那，爲埃及式的早餐）

‧做法

①曬乾的蠶豆二〇〇克浸水二～三天，剝皮備用。

②把半把韮菜、些許大蒜、半個洋蔥、一大匙芫荽、一小匙鹽加入①中，倒入食物處理機中，再加入三大匙芝麻。然後取四分之一小匙蘇打粉拌勻。

③把②的材料搓成小餅狀，塗上芝麻以中溫的油油炸。

●撒哈拉普（可在冬天喝的熱飲）

‧做法

①白芝麻二小匙、椰子粉一小匙、杏仁片一大匙和三分之一小匙的香草精混合。

②四杯牛奶和適量的砂糖和①拌勻，加熱煮成泥狀。

印度的芝麻料理

印度的芝麻歷史悠久，平常就是人們常吃的食物，而且大都磨成粉使用。從飯、肉、蔬菜料理，至點心類均有運用；芝麻油也經常使用。

●芝麻雞（印度的傳統料理）

・做法

①取一個蛋、三大匙麵粉、二大匙番茄醬、少許鹽、胡椒粉和辣椒粉，醃浸五〇〇克雞胸肉二～三小時至一夜。

②以麵包粉和芝麻爲炸衣，裹在①的雞肉上，炸熟。

●胡蘿蔔番茄沙拉（做法十分簡單又美味）

・做法

①取二根胡蘿蔔磨成泥狀，番茄一切爲二。

②以鹽，胡椒粉和檸檬汁涼拌①的材料，放冰箱冷藏；撒上炒好的芝麻即可食用。

●芝麻炒飯（印度的炒飯，達爾爲印度的豆漿）

・做法

①炒四大匙芝麻，一半炒成粉狀。

②用奶油炒二分之一杯的腰果。

③三大匙沙拉油加熱至冒煙，加入二分之一小匙芥末粉、一小匙達爾和一根紅辣椒後熄火。再開火，把一小匙達爾（乾燥）炒成紅色，取出辣椒。

④加入二分之一杯的椰子粉，呈金黃色後，加入①的粉狀芝麻，以鹽調味，倒入四～六杯白飯一起炒。然後倒入二分之一杯的花生，再加入剩下的芝麻即可。

●查克利（結婚等特定日子所吃的點心）

・做法

把香料、芝麻和水加入專用的粉中，油炸即可。

孟加拉的芝麻料理

孟加拉語中的芝麻叫做「提雷」。代表性的料理爲芝麻查克尼，爲下飯不可缺的菜餚。而芝麻油更被用來做藥用的生髮劑。

●芝麻餅（如油炸花生一般的美味，可製成喜歡的形狀）

・做法

①一杯麵粉、一小匙發酵粉、二大匙砂糖、一個蛋、一大匙沙拉油、二大匙牛奶充分攪拌，再揉成一團。

②把①鋪在撒了麵粉的板子上，成一公分厚，搓出喜歡的形狀。

③以中溫的油炸②

④炒二分之一杯的芝麻。

⑤把一杯砂糖和二分之一杯水煮成稠狀，再加入④。

⑥把③放入⑤中，冷卻即可。

●芝麻查克尼（任何家庭每餐必吃的下飯菜）

・做法

①把二分之一杯芝麻、六分之一杯洋蔥、青辣椒一根、二小匙鹽和三小匙水，倒入果汁機中打勻即可。

●芝麻糖（平常家庭所吃的點心）

・做法

①快炒一杯芝麻。

②把一杯砂糖和三大匙水煮成稠狀。

③把一大匙奶油和①的芝麻加入②中，充分攪拌。

④把③倒入塗上奶油的盤子內，抹勻。

⑤用刀切成四角形，再搓圓，塞入點心模型中成型，放涼凝固即可。

中國的芝麻料理

在中國擁有三千年栽培歷史的芝麻，自古即被用於漢方藥材中。

目前更廣泛用於各式料理中，甚至連街坊出售的芝麻餅也是早餐不可缺的食品。

不過，因它為輸出品，在國內的售價似乎不低呢！

●**芝麻餅**（爲早餐不可欠缺的食品；中國的餅不同於日本的餅，指的是麵粉製品。）

・做法

①麵粉四〇〇克，酵母粉一大匙和水二〇〇克充分攪拌均勻，揉成麵糰。

②蓋上濕布一小時，使麵糰發酵。

③把②充分揉捏，舖成〇・五公分厚的四方形。再把五大匙黑芝麻和三大匙芝麻油拌勻，塗在麵糰上。

④把③揉成棒狀，切成十六等分，並在切口抹上芝麻。

⑤平底鍋加熱，把④的麵糰兩面煎成金黃色後，再以二二〇度的烤箱烤一〇分鐘。

●**芝麻五彩卷**（芝麻製的炸衣很香，可直接食用）

・做法

①準備十片雞胸肉，每二片一組抹上鹽和胡椒粉，用刀子拍成薄片。

②炒二個蛋。

③小胡蘿蔔和青豌豆各五根煮熟備用。

④鋪上二張泡軟的豆腐皮，依序放入①的雞肉、②、③和海蜇皮，搓在一起。
⑤用蛋汁塗在④上。
⑥盤子內裝滿黑芝麻，把⑤放在盤中滾動沾上芝麻。
⑦以中溫的油油炸，切成一·五公分寬盛盤。

●芝麻捲心餅（沾上芝麻的麵包，吃時可加熱，拌奶油或果醬食用）

・做法

①把二大匙酵母粉倒入二分之一杯的溫水中放五分鐘，煮至快沸騰前，加入一杯冷牛奶。
②把三分之一杯糖、五大匙奶油、蛋汁二個、一小匙鹽拌勻，再倒入①混合。
③分三、四次加入半杯高筋麵粉，揉成一團。
④在正面抹上豬油，放入碗中蓋上濕布一小時又三十分鐘，使其發酵。
⑤把④分成二四等分，排入塗上豬油的模型中，再發酵一小時。
⑥用刷子在⑤塗上牛奶，撒上白芝麻，以二五〇度的烤箱烤十五分鐘。

●芝麻餅乾（加了足量芝麻，香味撲鼻的餅乾）

・做法

①砂糖二分之一杯、三大匙玉米糖漿和四分之一杯奶油充分攪拌。

②把三分之二杯的麵粉、四分之一炒過的芝麻和四分之一的花生片加入①中拌勻。

③在鋪了鋁箔紙的烤盤中，用湯匙依間隔放入②。

④以二五〇度的烤箱烤四～五分鐘。

●芝麻椰菜沙拉

・做法

①一大匙醬油，一大匙芝麻油、四分之一杯酒和二小匙蜂蜜拌勻。

②花椰菜用烤箱加熱冷卻後，淋上①的佐料即可。

6. 芝麻的加工品及萃取物

各式各樣的芝麻油

芝麻油依製造廠商的不同，色澤多少有些差異；即使是同一家廠商，也有二、三種濃度不一的品牌。在此把日本市面上常見的芝麻，依照色澤的濃淡，分成以下四組。

A濃度最大的品牌

·角或純正	一六〇g	二八〇圓
·竹本極上（味濃）	一五〇g	二六〇圓

B一般濃度的品牌

·九鬼	一七〇g	三二〇圓
·角屋	二〇〇g	三三〇圓
·花王艾可娜	二〇〇g	三九〇圓

・日清	一五〇g	二八〇圓
・岩井	一四〇g	二五〇圓
・味之素	一八〇g	三三〇圓
・山田	一五〇g	四五〇圓

C稍淡的品牌

・日清圓圓	一五〇g	二八〇圓
・竹本極上	一五〇g	二六〇圓

D濃度最淡的品牌

・角或馬伊得	一六〇g	二九〇圓
・竹本太白	一五〇g	三三〇圓
・九鬼太白	三四〇g	五六〇圓

A、B組的芝麻油色濃味香，只要少量，即可使油炸物或料理充滿香味。

C組則以白芝麻爲主，味道與香味均爲中等的芝麻油。D組則是不炒過，生芝麻直接以冷壓法製成的芝麻油，常加於芝麻沙拉油中。

此外，還有一種調和芝麻油。這是在芝麻油中加入其他的食用油，依廠商而有不同的種類。

各種芝麻加工食品

●點心、糕點			
・芝麻點心	一袋一〇〇g中含九〇g芝麻	二五〇圓	(株)三可
・芝麻餅乾	一袋一〇〇g中含二〇g芝麻	四五〇圓	褐米(株)
・南部芝麻煎餅	一袋一二〇g中含五〇g芝麻	二七〇圓	(株)小松煎餅
・芝麻鹹餅	一袋一八〇g中含　四g芝麻	二八〇圓	三育户茲(株)
・芝麻鹹餅	一袋一二〇g中含一一g芝麻	二二〇圓	(株)三可
・黑白胡麻餅	一袋一八五g中含七〇g芝麻		(株)打保商店
・糙米黑白胡麻(仙貝)	各一袋一一〇g中含四四g芝麻	二二〇圓	(株)垣食芝麻
・巧克力	一片七一g中含一一g芝麻	二七〇圓	(株)創健社
●調味料及其他			
・黑芝麻奶油	一瓶二三〇g(含一〇〇%黑芝麻)	四八〇圓	三育户茲(株)
・白芝麻奶油	一瓶二三〇g(含一〇〇%白芝麻)	四八〇圓	三育户茲(株)
・細豆腐胡麻	一罐三〇〇g(含一〇〇%白芝麻)	八〇〇圓	(株)大村屋
・粉狀玄源	一袋一五〇g中含有一五g	四八〇圓	東糧產業(株)

●麵包類

・芝麻麵包　（直徑約二五㎝）二九〇g中含一五g芝麻　二三〇圓　（株）紀國屋户茲中心

・芝麻麵包　一袋三〇〇g（五個入）中含有一〇g芝麻　三三〇圓　（株）正直村

・燒餅　一袋三〇〇g（六個入）中含三〇g芝麻　三三〇圓　（株）紀國屋户茲中心

・芝麻麵包　一袋三〇〇g中含八〇g芝麻　五四〇圓　（株）安迪森

・芝麻麵包　一袋九〇g（十一片入）中含一g芝麻　二〇〇圓　（株）神田精養軒

・芝麻麵包　一袋一七一g（六片入）中含三〇g芝麻　二五七圓　（株）紀國屋户茲中心

●芝麻萃取食品

・芝麻明　每粒一八〇mg九〇粒裝大瓶　四八五〇圓　桑得利（株）

將芝麻萃取物溶於小麥胚芽油（含維他命E）的膠囊。三粒約含有三〇〇粒份的芝麻力格那，可提供足夠的熱量。

・飛達斯特　每粒三〇〇mg一八〇粒裝　八八〇〇圓　日本油脂（株）

以體內不能合成的α酸爲主成分之紫蘇油，加入二成的芝麻油製成。

・芝麻明美人　一粒六〇〇mg一二〇粒裝　四五〇〇圓　（株）費里西摩
黑芝麻製成膏狀塞成膠囊，加入可美化肌膚的維他命E。

芝麻油的色澤爲何會形成濃淡不一

目前就商業角度考慮芝麻效用的話，其加工品或萃取物已商品化。不論百貨或超市，均可看到芝麻油；容器有大小之分，但和一般油品比起來，色澤爲深米黃色，一目瞭然。

芝麻油的色澤及香味，依廠商多少有些不同；但一般而言，色澤濃者，香味也較濃，具有芝麻獨特的味道。或許也有人認爲，那色澤較淡的芝麻油，香味也較淡，並非十分令人滿意的芝麻油。這種芝麻油色澤的差異，因芝麻原料的種類（黑芝麻或白芝麻）而不同，大致來説，以芝麻烘焙的程度，和榨油法精製而成。

製油法因大豆等原料的油脂成分較少，直接使用藥品，依科學方法萃取，再加以脱色、脱臭、脱酸等精製而成。

芝麻首先都先煎，充分釋出特有的香味。再經過蒸氣，以便內部的油脂容易跑出來；

然後用螺旋壓榨機邊扭邊絞出油脂，再灑過即可。

芝麻油的香味或色澤，最初是來自煎焙的方法，經螺旋壓榨機擠壓後，形成摩擦熱，在油中添加了焦味與色澤。

相對於這種榨油法，自古以來還有一種不受限於芝麻原有的香味及色澤，用大鍋子煎培芝麻，中途不再加熱，慢慢加壓絞出油分的方法。

芝麻的油脂科學和製油

中國料理中的獨特香味，大部分是由芝麻油形成的。因芝麻中約近半數的成分都是油脂，故直接壓榨種子即可製成芝麻油。芝麻可說是相當容易萃取油脂的植物。又因它的成分相當營養，含有維他命E等許多維他命和礦物質，又不易氧化，自古即被視爲重要的油糧種子。

中國或日本自古所謂的芝麻油，是把種子煎焙，再壓擠製成的芝麻油，稱爲正芝麻油。芝麻經由煎焙，會釋出特有的香味和色調，故正芝麻油爲香、色十分優異的油品。而另一方面，不經過煎焙種子的步驟，直接壓榨生芝麻，和一般的植物油脂一樣，經由各種精製工程製造者，爲芝麻沙拉油。比芝麻沙拉油更高度精製的，則是芝麻油。

在西元一九八七年度，芝麻油佔日本全部植物油之比例爲一·八%，其市場規模和大豆油或菜籽油相比，數量極微小。

可是，芝麻油含有其他油品所缺乏的特有香味，及豐富的抗氧化物質、維他命和礦物質，在衆多食用油中，可視爲嗜好性高的差別化商品。

大展出版社有限公司
品冠文化出版社

圖書目錄

地址：台北市北投區(石牌)
致遠一路二段 12 巷 1 號
郵撥：01669551＜大展＞
19346241＜品冠＞
電話：(02) 28236031
28236033
28233123
傳真：(02) 28272069

・熱 門 新 知・品冠編號 67

1.	圖解基因與 DNA	（精）	中原英臣主編	230 元
2.	圖解人體的神奇	（精）	米山公啟主編	230 元
3.	圖解腦與心的構造	（精）	永田和哉主編	230 元
4.	圖解科學的神奇	（精）	鳥海光弘主編	230 元
5.	圖解數學的神奇	（精）	柳 谷 晃著	250 元
6.	圖解基因操作	（精）	海老原充主編	230 元
7.	圖解後基因組	（精）	才園哲人著	230 元
8.	圖解再生醫療的構造與未來		才園哲人著	230 元
9.	圖解保護身體的免疫構造		才園哲人著	230 元

・圍 棋 輕 鬆 學・品冠編號 68

1.	圍棋六日通	李曉佳編著	160 元

・生 活 廣 場・品冠編號 61

1.	366 天誕生星	李芳黛譯	280 元
2.	366 天誕生花與誕生石	李芳黛譯	280 元
3.	科學命相	淺野八郎著	220 元
4.	已知的他界科學	陳蒼杰譯	220 元
5.	開拓未來的他界科學	陳蒼杰譯	220 元
6.	世紀末變態心理犯罪檔案	沈永嘉譯	240 元
7.	366 天開運年鑑	林廷宇編著	230 元
8.	色彩學與你	野村順一著	230 元
9.	科學手相	淺野八郎著	230 元
10.	你也能成為戀愛高手	柯富陽編著	220 元
11.	血型與十二星座	許淑瑛編著	230 元
12.	動物測驗—人性現形	淺野八郎著	200 元
13.	愛情、幸福完全自測	淺野八郎著	200 元
14.	輕鬆攻佔女性	趙奕世編著	230 元
15.	解讀命運密碼	郭宗德著	200 元
16.	由客家了解亞洲	高木桂藏著	220 元

・女醫師系列・品冠編號 62

1. 子宮內膜症	國府田清子著	200 元
2. 子宮肌瘤	黑島淳子著	200 元
3. 上班女性的壓力症候群	池下育子著	200 元
4. 漏尿、尿失禁	中田真木著	200 元
5. 高齡生產	大鷹美子著	200 元
6. 子宮癌	上坊敏子著	200 元
7. 避孕	早乙女智子著	200 元
8. 不孕症	中村春根著	200 元
9. 生理痛與生理不順	堀口雅子著	200 元
10. 更年期	野末悅子著	200 元

・傳統民俗療法・品冠編號 63

1. 神奇刀療法	潘文雄著	200 元
2. 神奇拍打療法	安在峰著	200 元
3. 神奇拔罐療法	安在峰著	200 元
4. 神奇艾灸療法	安在峰著	200 元
5. 神奇貼敷療法	安在峰著	200 元
6. 神奇薰洗療法	安在峰著	200 元
7. 神奇耳穴療法	安在峰著	200 元
8. 神奇指針療法	安在峰著	200 元
9. 神奇藥酒療法	安在峰著	200 元
10. 神奇藥茶療法	安在峰著	200 元
11. 神奇推拿療法	張貴荷著	200 元
12. 神奇止痛療法	漆 浩 著	200 元
13. 神奇天然藥食物療法	李琳編著	200 元
14. 神奇新穴療法	吳德華編著	200 元

・常見病藥膳調養叢書・品冠編號 631

1. 脂肪肝四季飲食	蕭守貴著	200 元
2. 高血壓四季飲食	秦玖剛著	200 元
3. 慢性腎炎四季飲食	魏從強著	200 元
4. 高脂血症四季飲食	薛輝著	200 元
5. 慢性胃炎四季飲食	馬秉祥著	200 元
6. 糖尿病四季飲食	王耀獻著	200 元
7. 癌症四季飲食	李忠著	200 元
8. 痛風四季飲食	魯焰主編	200 元
9. 肝炎四季飲食	王虹等著	200 元
10. 肥胖症四季飲食	李偉等著	200 元
11. 膽囊炎、膽石症四季飲食	謝春娥著	200 元

・彩色圖解保健・品冠編號 64

1.	瘦身	主婦之友社	300 元
2.	腰痛	主婦之友社	300 元
3.	肩膀痠痛	主婦之友社	300 元
4.	腰、膝、腳的疼痛	主婦之友社	300 元
5.	壓力、精神疲勞	主婦之友社	300 元
6.	眼睛疲勞、視力減退	主婦之友社	300 元

・休閒保健叢書・品冠編號 641

1.	瘦身保健按摩術	聞慶漢主編	200 元

・心 想 事 成・品冠編號 65

1.	魔法愛情點心	結城莫拉著	120 元
2.	可愛手工飾品	結城莫拉著	120 元
3.	可愛打扮 & 髮型	結城莫拉著	120 元
4.	撲克牌算命	結城莫拉著	120 元

・少 年 偵 探・品冠編號 66

1.	怪盜二十面相	（精）	江戶川亂步著	特價 189 元
2.	少年偵探團	（精）	江戶川亂步著	特價 189 元
3.	妖怪博士	（精）	江戶川亂步著	特價 189 元
4.	大金塊	（精）	江戶川亂步著	特價 230 元
5.	青銅魔人	（精）	江戶川亂步著	特價 230 元
6.	地底魔術王	（精）	江戶川亂步著	特價 230 元
7.	透明怪人	（精）	江戶川亂步著	特價 230 元
8.	怪人四十面相	（精）	江戶川亂步著	特價 230 元
9.	宇宙怪人	（精）	江戶川亂步著	特價 230 元
10.	恐怖的鐵塔王國	（精）	江戶川亂步著	特價 230 元
11.	灰色巨人	（精）	江戶川亂步著	特價 230 元
12.	海底魔術師	（精）	江戶川亂步著	特價 230 元
13.	黃金豹	（精）	江戶川亂步著	特價 230 元
14.	魔法博士	（精）	江戶川亂步著	特價 230 元
15.	馬戲怪人	（精）	江戶川亂步著	特價 230 元
16.	魔人銅鑼	（精）	江戶川亂步著	特價 230 元
17.	魔法人偶	（精）	江戶川亂步著	特價 230 元
18.	奇面城的秘密	（精）	江戶川亂步著	特價 230 元
19.	夜光人	（精）	江戶川亂步著	特價 230 元
20.	塔上的魔術師	（精）	江戶川亂步著	特價 230 元
21.	鐵人Q	（精）	江戶川亂步著	特價 230 元
22.	假面恐怖王	（精）	江戶川亂步著	特價 230 元

38. 楊式太極拳　傅鐘文演述　200 元
39. 陳式太極拳、劍 36 式　闞桂香編著　250 元
40. 正宗武式太極拳　薛乃印著　220 元
41. 杜元化<太極拳正宗>考析　王海洲等著　300 元
42. <珍貴版>陳式太極拳　沈家楨著　280 元
43. 24 式太極拳＋VCD　中國國家體育總局著　350 元
44. 太極推手絕技　安在峰編著　250 元
45. 孫祿堂武學錄　孫祿堂著　300 元
46. <珍貴本>陳式太極拳精選　馮志強著　280 元
47. 武當趙堡太極拳小架　鄭悟清傳授　250 元
48. 太極拳習練知識問答　邱丕相主編　220 元
49. 八法拳 八法槍　武世俊著　220 元
50. 地趟拳＋VCD　張憲政著　350 元
51. 四十八式太極拳＋DVD　楊 靜演示　400 元
52. 三十二式太極劍＋VCD　楊 靜演示　300 元
53. 隨曲就伸 中國太極拳名家對話錄　余功保著　300 元
54. 陳式太極拳五功八法十三勢　闞桂香著　200 元
55. 六合螳螂拳　劉敬儒等著　280 元
56. 古本新探華佗五禽戲　劉時榮編著　180 元
57. 陳式太極拳養生功＋VCD　陳正雷著　350 元
58. 中國循經太極拳二十四式教程　李兆生著　300 元
59. <珍貴本>太極拳研究　唐豪・顧留馨著　250 元
60. 武當三豐太極拳　劉嗣傳著　300 元
61. 楊式太極拳體用圖解　崔仲三編著　400 元
62. 太極十三刀　張耀忠編著　230 元
63. 和式太極拳譜＋VCD　和有祿編著　450 元
64. 太極內功養生術　關永年著　300 元
65. 養生太極推手　黃康輝編著　280 元
66. 太極推手祕傳　安在峰編著　300 元
67. 楊少侯太極拳用架真詮　李璉編著　280 元
68. 細說陰陽相濟的太極拳　林冠澄著　350 元
69. 太極內功解祕　祝大彤編著　280 元
70. 簡易太極拳健身功　王建華著　200 元
71. 楊氏太極拳真傳　趙斌等著　380 元
72. 李子鳴傳梁式直趟八卦六十四散手掌　張全亮編著　200 元
73. 炮捶 陳式太極拳第二路　顧留馨著　330 元
74. 太極推手技擊傳真　王鳳鳴編著　300 元
75. 傳統五十八式太極劍　張楚全編著　200 元
76. 新編太極拳對練　曾乃梁編著　280 元
77. 意拳拳學　王薌齋創始　280 元
78. 心意拳練功竅要　馬琳璋著　300 元
79. 形意拳搏擊的理與法　買正虎編著　300 元
80. 拳道功法學　李玉柱編著　300 元

・彩色圖解太極武術・大展編號 102

1.	太極功夫扇	李德印編著	220 元
2.	武當太極劍	李德印編著	220 元
3.	楊式太極劍	李德印編著	220 元
4.	楊式太極刀	王志遠著	220 元
5.	二十四式太極拳（楊式）＋VCD	李德印編著	350 元
6.	三十二式太極劍（楊式）＋VCD	李德印編著	350 元
7.	四十二式太極劍＋VCD	李德印編著	350 元
8.	四十二式太極拳＋VCD	李德印編著	350 元
9.	16 式太極拳 18 式太極劍＋VCD	崔仲三著	350 元
10.	楊氏 28 式太極拳＋VCD	趙幼斌著	350 元
11.	楊式太極拳 40 式＋VCD	宗維潔編著	350 元
12.	陳式太極拳 56 式＋VCD	黃康輝等著	350 元
13.	吳式太極拳 45 式＋VCD	宗維潔編著	350 元
14.	精簡陳式太極拳 8 式、16 式	黃康輝編著	220 元
15.	精簡吳式太極拳＜36 式拳架・推手＞	柳恩久主編	220 元
16.	夕陽美功夫扇	李德印著	220 元
17.	綜合 48 式太極拳＋VCD	竺玉明編著	350 元
18.	32 式太極拳（四段）	宗維潔演示	220 元
19.	楊氏 37 式太極拳＋VCD	趙幼斌著	350 元
20.	楊氏 51 式太極劍＋VCD	趙幼斌著	350 元

・國際武術競賽套路・大展編號 103

1.	長拳	李巧玲執筆	220 元
2.	劍術	程慧琨執筆	220 元
3.	刀術	劉同為執筆	220 元
4.	槍術	張躍寧執筆	220 元
5.	棍術	殷玉柱執筆	220 元

・簡化太極拳・大展編號 104

1.	陳式太極拳十三式	陳正雷編著	200 元
2.	楊式太極拳十三式	楊振鐸編著	200 元
3.	吳式太極拳十三式	李秉慈編著	200 元
4.	武式太極拳十三式	喬松茂編著	200 元
5.	孫式太極拳十三式	孫劍雲編著	200 元
6.	趙堡太極拳十三式	王海洲編著	200 元

・導引養生功・大展編號 105

1.	疏筋壯骨功＋VCD	張廣德著	350 元

2. 導引保建功＋VCD 張廣德著 350 元
3. 頤身九段錦＋VCD 張廣德著 350 元
4. 九九還童功＋VCD 張廣德著 350 元
5. 舒心平血功＋VCD 張廣德著 350 元
6. 益氣養肺功＋VCD 張廣德著 350 元
7. 養生太極扇＋VCD 張廣德著 350 元
8. 養生太極棒＋VCD 張廣德著 350 元
9. 導引養生形體詩韻＋VCD 張廣德著 350 元
10. 四十九式經絡動功＋VCD 張廣德著 350 元

・中國當代太極拳名家名著・大展編號 106

1. 李德印太極拳規範教程 李德印著 550 元
2. 王培生吳式太極拳詮真 王培生著 500 元
3. 喬松茂武式太極拳詮真 喬松茂著 450 元
4. 孫劍雲孫式太極拳詮真 孫劍雲著 350 元
5. 王海洲趙堡太極拳詮真 王海洲著 500 元
6. 鄭琛太極拳道詮真 鄭琛著 450 元
7. 沈壽太極拳文集 沈壽著 630 元

・古代健身功法・大展編號 107

1. 練功十八法 蕭凌編著 200 元
2. 十段錦運動 劉時榮編著 180 元
3. 二十八式長壽健身操 劉時榮著 180 元
4. 三十二式太極雙扇 劉時榮著 160 元

・太極跤・大展編號 108

1. 太極防身術 郭慎著 300 元
2. 擒拿術 郭慎著 280 元

・名師出高徒・大展編號 111

1. 武術基本功與基本動作 劉玉萍編著 200 元
2. 長拳入門與精進 吳彬等著 220 元
3. 劍術刀術入門與精進 楊柏龍等著 220 元
4. 棍術、槍術入門與精進 邱丕相編著 220 元
5. 南拳入門與精進 朱瑞琪編著 220 元
6. 散手入門與精進 張山等著 220 元
7. 太極拳入門與精進 李德印編著 280 元
8. 太極推手入門與精進 田金龍編著 220 元

10. 少林瘋魔棍闡宗 馬德著 250元
11. 少林正宗太祖拳法 高翔著 280元
12. 少林拳技擊入門 劉世君編著 220元
13. 少林十路鎮山拳 吳景川主編 300元
14. 少林氣功祕集 釋德虔編著 220元
15. 少林十大武藝 吳景川主編 450元
16. 少林飛龍拳 劉世君著 200元

・迷蹤拳系列・ 大展編號 116

1. 迷蹤拳（一）+VCD 李玉川編著 350元
2. 迷蹤拳（二）+VCD 李玉川編著 350元
3. 迷蹤拳（三） 李玉川編著 250元
4. 迷蹤拳（四）+VCD 李玉川編著 580元
5. 迷蹤拳（五） 李玉川編著 250元
6. 迷蹤拳（六） 李玉川編著 300元
7. 迷蹤拳（七） 李玉川編著 300元
8. 迷蹤拳（八） 李玉川編著 300元

・截拳道入門・ 大展編號 117

1. 截拳道手擊技法 舒建臣編著 230元
2. 截拳道腳踢技法 舒建臣編著 230元
3. 截拳道擒跌技法 舒建臣編著 230元

・原地太極拳系列・ 大展編號 11

1. 原地綜合太極拳 24 式 胡啟賢創編 220元
2. 原地活步太極拳 42 式 胡啟賢創編 200元
3. 原地簡化太極拳 24 式 胡啟賢創編 200元
4. 原地太極拳 12 式 胡啟賢創編 200元
5. 原地青少年太極拳 22 式 胡啟賢創編 220元

・道學文化・ 大展編號 12

1. 道在養生：道教長壽術 郝勤等著 250元
2. 龍虎丹道：道教內丹術 郝勤著 300元
3. 天上人間：道教神仙譜系 黃德海著 250元
4. 步罡踏斗：道教祭禮儀典 張澤洪著 250元
5. 道醫窺秘：道教醫學康復術 王慶餘等著 250元
6. 勸善成仙：道教生命倫理 李剛著 250元
7. 洞天福地：道教宮觀勝境 沙銘壽著 250元
8. 青詞碧簫：道教文學藝術 楊光文等著 250元
9. 沈博絕麗：道教格言精粹 朱耕發等著 250元

・易學智慧・大展編號 122

1.	易學與管理	余敦康主編	250 元
2.	易學與養生	劉長林等著	300 元
3.	易學與美學	劉綱紀等著	300 元
4.	易學與科技	董光璧著	280 元
5.	易學與建築	韓增祿著	280 元
6.	易學源流	鄭萬耕著	280 元
7.	易學的思維	傅雲龍等著	250 元
8.	周易與易圖	李申著	250 元
9.	中國佛教與周易	王仲堯著	350 元
10.	易學與儒學	任俊華著	350 元
11.	易學與道教符號揭秘	詹石窗著	350 元
12.	易傳通論	王博著	250 元
13.	談古論今說周易	龐鈺龍著	280 元
14.	易學與史學	吳懷祺著	230 元
15.	易學與天文學	盧央著	230 元
16.	易學與生態環境	楊文衡著	230 元
17.	易學與中國傳統醫學	蕭漢民著	280 元

・神算大師・大展編號 123

1.	劉伯溫神算兵法	應涵編著	280 元
2.	姜太公神算兵法	應涵編著	280 元
3.	鬼谷子神算兵法	應涵編著	280 元
4.	諸葛亮神算兵法	應涵編著	280 元

・鑑往知來・大展編號 124

1.	《三國志》給現代人的啟示	陳羲主編	220 元
2.	《史記》給現代人的啟示	陳羲主編	220 元
3.	《論語》給現代人的啟示	陳羲主編	220 元
4.	《孫子》給現代人的啟示	陳羲主編	220 元
5.	《唐詩選》給現代人的啟示	陳羲主編	220 元
6.	《菜根譚》給現代人的啟示	陳羲主編	220 元

・秘傳占卜系列・大展編號 14

1.	手相術	淺野八郎著	180 元
2.	人相術	淺野八郎著	180 元
3.	西洋占星術	淺野八郎著	180 元
4.	中國神奇占卜	淺野八郎著	150 元
5.	夢判斷	淺野八郎著	150 元
7.	法國式血型學	淺野八郎著	150 元

8.	靈感、符咒學	淺野八郎著	150元
9.	紙牌占卜術	淺野八郎著	150元
10.	ESP超能力占卜	淺野八郎著	150元
11.	猶太數的秘術	淺野八郎著	150元
13.	塔羅牌預言秘法	淺野八郎著	200元

・趣味心理講座・大展編號15

1.	性格測驗（1）探索男與女	淺野八郎著	140元
2.	性格測驗（2）透視人心奧秘	淺野八郎著	140元
3.	性格測驗（3）發現陌生的自己	淺野八郎著	140元
4.	性格測驗（4）發現你的真面目	淺野八郎著	140元
5.	性格測驗（5）讓你們吃驚	淺野八郎著	140元
6.	性格測驗（6）洞穿心理盲點	淺野八郎著	140元
7.	性格測驗（7）探索對方心理	淺野八郎著	140元
8.	性格測驗（8）由吃認識自己	淺野八郎著	160元
9.	性格測驗（9）戀愛的心理	淺野八郎著	160元
10.	性格測驗（10）由裝扮瞭解人心	淺野八郎著	160元
11.	性格測驗（11）敲開內心玄機	淺野八郎著	140元
12.	性格測驗（12）透視你的未來	淺野八郎著	160元
13.	血型與你的一生	淺野八郎著	160元
14.	趣味推理遊戲	淺野八郎著	160元
15.	行為語言解析	淺野八郎著	160元

・婦幼天地・大展編號16

1.	八萬人減肥成果	黃靜香譯	180元
2.	三分鐘減肥體操	楊鴻儒譯	150元
3.	窈窕淑女美髮秘訣	柯素娥譯	130元
4.	使妳更迷人	成　玉譯	130元
5.	女性的更年期	官舒妍編譯	160元
6.	胎內育兒法	李玉瓊編譯	150元
7.	早產兒袋鼠式護理	唐岱蘭譯	200元
9.	初次育兒12個月	婦幼天地編譯組	180元
10.	斷乳食與幼兒食	婦幼天地編譯組	180元
11.	培養幼兒能力與性向	婦幼天地編譯組	180元
12.	培養幼兒創造力的玩具與遊戲	婦幼天地編譯組	180元
13.	幼兒的症狀與疾病	婦幼天地編譯組	180元
14.	腿部苗條健美法	婦幼天地編譯組	180元
15.	女性腰痛別忽視	婦幼天地編譯組	150元
16.	舒展身心體操術	李玉瓊編譯	130元
17.	三分鐘臉部體操	趙薇妮著	160元
18.	生動的笑容表情術	趙薇妮著	160元
19.	心曠神怡減肥法	川津祐介著	130元

20. 內衣使妳更美麗	陳玄茹譯	130 元
21. 瑜伽美姿美容	黃靜香編著	180 元
22. 高雅女性裝扮學	陳珮玲譯	180 元
23. 蠶糞肌膚美顏法	梨秀子著	160 元
24. 認識妳的身體	李玉瓊譯	160 元
25. 產後恢復苗條體態	居理安・芙萊喬著	200 元
26. 正確護髮美容法	山崎伊久江著	180 元
27. 安琪拉美姿養生學	安琪拉蘭斯博瑞著	180 元
28. 女體性醫學剖析	增田豐著	220 元
29. 懷孕與生產剖析	岡部綾子著	180 元
30. 斷奶後的健康育兒	東城百合子著	220 元
31. 引出孩子幹勁的責罵藝術	多湖輝著	170 元
32. 培養孩子獨立的藝術	多湖輝著	170 元
33. 子宮肌瘤與卵巢囊腫	陳秀琳編著	180 元
34. 下半身減肥法	納他夏・史達賓著	180 元
35. 女性自然美容法	吳雅菁編著	180 元
36. 再也不發胖	池園悅太郎著	170 元
37. 生男生女控制術	中垣勝裕著	220 元
38. 使妳的肌膚更亮麗	楊　皓編著	170 元
39. 臉部輪廓變美	芝崎義夫著	180 元
40. 斑點、皺紋自己治療	高須克彌著	180 元
41. 面皰自己治療	伊藤雄康著	180 元
42. 隨心所欲瘦身冥想法	原久子著	180 元
43. 胎兒革命	鈴木丈織著	180 元
44. NS 磁氣平衡法塑造窈窕奇蹟	古屋和江著	180 元
45. 享瘦從腳開始	山田陽子著	180 元
46. 小改變瘦 4 公斤	宮本裕子著	180 元
47. 軟管減肥瘦身	高橋輝男著	180 元
48. 海藻精神秘美容法	劉名揚編著	180 元
49. 肌膚保養與脫毛	鈴木真理著	180 元
50. 10 天減肥 3 公斤	彤雲編輯組	180 元
51. 穿出自己的品味	西村玲子著	280 元
52. 小孩髮型設計	李芳黛譯	250 元

・青 春 天 地・大展編號 17

1. A 血型與星座	柯素娥編譯	160 元
2. B 血型與星座	柯素娥編譯	160 元
3. O 血型與星座	柯素娥編譯	160 元
4. AB 血型與星座	柯素娥編譯	120 元
5. 青春期性教室	呂貴嵐編譯	130 元
9. 小論文寫作秘訣	林顯茂編譯	120 元
11. 中學生野外遊戲	熊谷康編著	120 元
12. 恐怖極短篇	柯素娥編譯	130 元

13. 恐怖夜話	小毛驢編譯	130 元
14. 恐怖幽默短篇	小毛驢編譯	120 元
15. 黑色幽默短篇	小毛驢編譯	120 元
16. 靈異怪談	小毛驢編譯	130 元
17. 錯覺遊戲	小毛驢編著	130 元
18. 整人遊戲	小毛驢編著	150 元
19. 有趣的超常識	柯素娥編譯	130 元
20. 哦！原來如此	林慶旺編譯	130 元
21. 趣味競賽 100 種	劉名揚編譯	120 元
22. 數學謎題入門	宋釗宜編譯	150 元
23. 數學謎題解析	宋釗宜編譯	150 元
24. 透視男女心理	林慶旺編譯	120 元
25. 少女情懷的自白	李桂蘭編譯	120 元
26. 由兄弟姊妹看命運	李玉瓊編譯	130 元
27. 趣味的科學魔術	林慶旺編譯	150 元
28. 趣味的心理實驗室	李燕玲編譯	150 元
29. 愛與性心理測驗	小毛驢編譯	130 元
30. 刑案推理解謎	小毛驢編譯	180 元
31. 偵探常識推理	小毛驢編譯	180 元
32. 偵探常識解謎	小毛驢編譯	130 元
33. 偵探推理遊戲	小毛驢編譯	180 元
34. 趣味的超魔術	廖玉山編著	150 元
35. 趣味的珍奇發明	柯素娥編著	150 元
36. 登山用具與技巧	陳瑞菊編著	150 元
37. 性的漫談	蘇燕謀編著	180 元
38. 無的漫談	蘇燕謀編著	180 元
39. 黑色漫談	蘇燕謀編著	180 元
40. 白色漫談	蘇燕謀編著	180 元

・健　康　天　地・大展編號 18

1. 壓力的預防與治療	柯素娥編譯	130 元
2. 超科學氣的魔力	柯素娥編譯	130 元
3. 尿療法治病的神奇	中尾良一著	130 元
4. 鐵證如山的尿療法奇蹟	廖玉山譯	120 元
5. 一日斷食健康法	葉慈容編譯	150 元
6. 胃部強健法	陳炳崑譯	120 元
7. 癌症早期檢查法	廖松濤譯	160 元
8. 老人痴呆症防止法	柯素娥編譯	170 元
9. 松葉汁健康飲料	陳麗芬編譯	150 元
10. 揉肚臍健康法	永井秋夫著	150 元
11. 過勞死、猝死的預防	卓秀貞編譯	130 元
12. 高血壓治療與飲食	藤山順豐著	180 元
13. 老人看護指南	柯素娥編譯	150 元

14. 美容外科淺談	楊啟宏著	150元
15. 美容外科新境界	楊啟宏著	150元
16. 鹽是天然的醫生	西英司郎著	140元
17. 年輕十歲不是夢	梁瑞麟譯	200元
18. 茶料理治百病	桑野和民著	180元
20. 杜仲茶養顏減肥法	西田博著	170元
21. 蜂膠驚人療效	瀨長良三郎著	180元
22. 蜂膠治百病	瀨長良三郎著	180元
23. 醫藥與生活	鄭炳全著	180元
24. 鈣長生寶典	落合敏著	180元
25. 大蒜長生寶典	木下繁太郎著	160元
26. 居家自我健康檢查	石川恭三著	160元
27. 永恆的健康人生	李秀鈴譯	200元
28. 大豆卵磷脂長生寶典	劉雪卿譯	150元
29. 芳香療法	梁艾琳譯	160元
30. 醋長生寶典	柯素娥譯	180元
31. 從星座透視健康	席拉・吉蒂斯著	180元
32. 愉悅自在保健學	野本二士夫著	160元
33. 裸睡健康法	丸山淳士等著	160元
35. 維他命長生寶典	菅原明子著	180元
36. 維他命C新效果	鐘文訓編	150元
37. 手、腳病理按摩	堤芳朗著	160元
38. AIDS瞭解與預防	彼得塔歇爾著	180元
39. 甲殼質殼聚糖健康法	沈永嘉譯	160元
40. 神經痛預防與治療	木下真男著	160元
41. 室內身體鍛鍊法	陳炳崑編著	160元
42. 吃出健康藥膳	劉大器編著	180元
43. 自我指壓術	蘇燕謀編著	160元
44. 紅蘿蔔汁斷食療法	李玉瓊編著	150元
45. 洗心術健康秘法	竺翠萍編譯	170元
46. 枇杷葉健康療法	柯素娥編譯	180元
47. 抗衰血癒	楊啟宏著	180元
48. 與癌搏鬥記	逸見政孝著	180元
49. 冬蟲夏草長生寶典	高橋義博著	170元
50. 痔瘡・大腸疾病先端療法	宮島伸宜著	180元
51. 膠布治癒頑固慢性病	加瀨建造著	180元
52. 芝麻神奇健康法	小林貞作著	170元
53. 香煙能防止癡呆？	高田明和著	180元
54. 穀菜食治癌療法	佐藤成志著	180元
55. 貼藥健康法	松原英多著	180元
56. 克服癌症調和道呼吸法	帶津良一著	180元
58. 青春永駐養生導引術	早島正雄著	180元
59. 改變呼吸法創造健康	原久子著	180元
60. 荷爾蒙平衡養生秘訣	出村博著	180元

61. 水美肌健康法	井戶勝富著	170 元
62. 認識食物掌握健康	廖梅珠編著	170 元
64. 酸莖菌驚人療效	上田明彥著	180 元
65. 大豆卵磷脂治現代病	神津健一著	200 元
66. 時辰療法—危險時刻凌晨 4 時	呂建強等著	180 元
67. 自然治癒力提升法	帶津良一著	180 元
68. 巧妙的氣保健法	藤平墨子著	180 元
69. 治癒 C 型肝炎	熊田博光著	180 元
70. 肝臟病預防與治療	劉名揚編著	180 元
71. 腰痛平衡療法	荒井政信著	180 元
72. 根治多汗症、狐臭	稻葉益巳著	220 元
73. 40 歲以後的骨質疏鬆症	沈永嘉譯	180 元
74. 認識中藥	松下一成著	180 元
75. 認識氣的科學	佐佐木茂美著	180 元
76. 我戰勝了癌症	安田伸著	180 元
77. 斑點是身心的危險信號	中野進著	180 元
78. 艾波拉病毒大震撼	玉川重德著	180 元
79. 重新還我黑髮	桑名隆一郎著	180 元
80. 身體節律與健康	林博史著	180 元
81. 生薑治萬病	石原結實著	180 元
83. 木炭驚人的威力	大槻彰著	200 元
84. 認識活性氧	井土貴司著	180 元
85. 深海鮫治百病	廖玉山編著	180 元
86. 神奇的蜂王乳	井上丹治著	180 元
87. 卡拉 OK 健腦法	東潔著	180 元
88. 卡拉 OK 健康法	福田伴男著	180 元
89. 醫藥與生活（二）	鄭炳全著	200 元
91. 年輕 10 歲快步健康法	石塚忠雄著	180 元
92. 石榴的驚人神效	岡本順子著	180 元
93. 飲料健康法	白鳥早奈英著	180 元
94. 健康棒體操	劉名揚編譯	180 元
95. 催眠健康法	蕭京凌編著	180 元
96. 鬱金（美王）治百病	水野修一著	180 元
97. 醫藥與生活（三）	鄭炳全著	200 元

・實用女性學講座・大展編號 19

1. 解讀女性內心世界	島田一男著	150 元
2. 塑造成熟的女性	島田一男著	150 元
3. 女性整體裝扮學	黃靜香編著	180 元
4. 女性應對禮儀	黃靜香編著	180 元
5. 女性婚前必修	小野十傳著	200 元
6. 徹底瞭解女人	田口二州著	180 元
7. 拆穿女性謊言 88 招	島田一男著	200 元

8. 解讀女人心	島田一男著	200 元
9. 俘獲女性絕招	志賀貢著	200 元
10. 愛情的壓力解套	中村理英子著	200 元
11. 妳是人見人愛的女孩	廖松濤編著	200 元

・校園系列・大展編號 20

1. 讀書集中術	多湖輝著	180 元
2. 應考的訣竅	多湖輝著	150 元
3. 輕鬆讀書贏得聯考	多湖輝著	180 元
4. 讀書記憶秘訣	多湖輝著	180 元
5. 視力恢復！超速讀術	江錦雲譯	180 元
6. 讀書 36 計	黃柏松編著	180 元
7. 驚人的速讀術	鐘文訓編著	170 元
8. 學生課業輔導良方	多湖輝著	180 元
9. 超速讀超記憶法	廖松濤編著	180 元
10. 速算解題技巧	宋釗宜編著	200 元
11. 看圖學英文	陳炳崑編著	200 元
12. 讓孩子最喜歡數學	沈永嘉譯	180 元
13. 催眠記憶術	林碧清譯	180 元
14. 催眠速讀術	林碧清譯	180 元
15. 數學式思考學習法	劉淑錦譯	200 元
16. 考試憑要領	劉孝暉著	180 元
17. 事半功倍讀書法	王毅希著	200 元
18. 超金榜題名術	陳蒼杰譯	200 元
19. 靈活記憶術	林耀慶編著	180 元
20. 數學增強要領	江修楨編著	180 元
21. 使頭腦靈活的數學	逢澤明著	200 元
22. 難解數學破題	宋釗宜著	200 元

・實用心理學講座・大展編號 21

1. 拆穿欺騙伎倆	多湖輝著	140 元
2. 創造好構想	多湖輝著	140 元
3. 面對面心理術	多湖輝著	160 元
4. 偽裝心理術	多湖輝著	140 元
5. 透視人性弱點	多湖輝著	180 元
6. 自我表現術	多湖輝著	180 元
7. 不可思議的人性心理	多湖輝著	180 元
8. 催眠術入門	多湖輝著	180 元
9. 責罵部屬的藝術	多湖輝著	150 元
10. 精神力	多湖輝著	150 元
11. 厚黑說服術	多湖輝著	150 元
12. 集中力	多湖輝著	150 元

13. 構想力	多湖輝著	150 元
14. 深層心理術	多湖輝著	160 元
15. 深層語言術	多湖輝著	160 元
16. 深層說服術	多湖輝著	180 元
17. 掌握潛在心理	多湖輝著	160 元
18. 洞悉心理陷阱	多湖輝著	180 元
19. 解讀金錢心理	多湖輝著	180 元
20. 拆穿語言圈套	多湖輝著	180 元
21. 語言的內心玄機	多湖輝著	180 元
22. 積極力	多湖輝著	180 元

・超現實心靈講座・大展編號 22

1. 超意識覺醒法	詹蔚芬編譯	130 元
2. 護摩秘法與人生	劉名揚編譯	130 元
3. 秘法！超級仙術入門	陸明譯	150 元
4. 給地球人的訊息	柯素娥編著	150 元
5. 密教的神通力	劉名揚編著	130 元
6. 神秘奇妙的世界	平川陽一著	200 元
7. 地球文明的超革命	吳秋嬌譯	200 元
8. 力量石的秘密	吳秋嬌譯	180 元
9. 超能力的靈異世界	馬小莉譯	200 元
10. 逃離地球毀滅的命運	吳秋嬌譯	200 元
11. 宇宙與地球終結之謎	南山宏著	200 元
12. 驚世奇功揭秘	傅起鳳著	200 元
13. 啟發身心潛力心象訓練法	栗田昌裕著	180 元
14. 仙道術遁甲法	高藤聰一郎著	220 元
15. 神通力的秘密	中岡俊哉著	180 元
16. 仙人成仙術	高藤聰一郎著	200 元
17. 仙道符咒氣功法	高藤聰一郎著	220 元
18. 仙道風水術尋龍法	高藤聰一郎著	200 元
19. 仙道奇蹟超幻像	高藤聰一郎著	200 元
20. 仙道鍊金術房中法	高藤聰一郎著	200 元
21. 奇蹟超醫療治癒難病	深野一幸著	220 元
22. 揭開月球的神秘力量	超科學研究會	180 元
23. 秘傳！西藏密教奧義	高藤聰一郎著	250 元
24. 改變你的夢術入門	高藤聰一郎著	250 元
25. 21 世紀拯救地球超技術	深野一幸著	250 元

・養 生 保 健・大展編號 23

1. 醫療養生氣功	黃孝寬著	250 元
2. 中國氣功圖譜	余功保著	250 元
3. 少林醫療氣功精粹	井玉蘭著	250 元

4. 龍形實用氣功　吳大才等著　220元
5. 魚戲增視強身氣功　宮　嬰著　220元
7. 道家玄牝氣功　張　章著　200元
8. 仙家秘傳袪病功　李遠國著　160元
9. 少林十大健身功　秦慶豐著　180元
10. 中國自控氣功　張明武著　250元
11. 醫療防癌氣功　黃孝寬著　250元
12. 醫療強身氣功　黃孝寬著　250元
13. 醫療點穴氣功　黃孝寬著　250元
14. 中國八卦如意功　趙維漢著　180元
15. 正宗馬禮堂養氣功　馬禮堂著　420元
16. 秘傳道家筋經內丹功　王慶餘著　300元
17. 三元開慧功　辛桂林著　250元
18. 防癌治癌新氣功　郭　林著　180元
19. 禪定與佛家氣功修煉　劉天君著　200元
20. 顛倒之術　梅自強著　360元
21. 簡明氣功辭典　吳家駿編　360元
22. 八卦三合功　張全亮著　230元
23. 朱砂掌健身養生功　楊永著　250元
24. 抗老功　陳九鶴著　230元
25. 意氣按穴排濁自療法　黃啟運編著　250元
26. 陳式太極拳養生功　陳正雷著　200元
27. 健身祛病小功法　王培生著　200元
28. 張式太極混元功　張春銘著　250元
29. 中國璇密功　羅琴編著　250元
30. 中國少林禪密功　齊飛龍著　200元
31. 郭林新氣功　郭林新氣功研究所　400元
32. 太極 八卦之源與健身養生　鄭志鴻等著　280元
33. 現代原始氣功<1>　林始原著　400元

・社會人智囊・大展編號 24

1. 糾紛談判術　清水增三著　160元
2. 創造關鍵術　淺野八郎著　150元
3. 觀人術　淺野八郎著　200元
4. 應急詭辯術　廖英迪編著　160元
5. 天才家學習術　木原武一著　160元
6. 貓型狗式鑑人術　淺野八郎著　180元
7. 逆轉運掌握術　淺野八郎著　180元
8. 人際圓融術　澀谷昌三著　160元
9. 解讀人心術　淺野八郎著　180元
10. 與上司水乳交融術　秋元隆司著　180元
11. 男女心態定律　小田晉著　180元
12. 幽默說話術　林振輝編著　200元

13.	人能信賴幾分	淺野八郎著	180 元
14.	我一定能成功	李玉瓊譯	180 元
15.	獻給青年的嘉言	陳蒼杰譯	180 元
16.	知人、知面、知其心	林振輝編著	180 元
17.	塑造堅強的個性	坂上肇著	180 元
18.	為自己而活	佐藤綾子著	180 元
19.	未來十年與愉快生活有約	船井幸雄著	180 元
20.	超級銷售話術	杜秀卿譯	180 元
21.	感性培育術	黃靜香編著	180 元
22.	公司新鮮人的禮儀規範	蔡媛惠譯	180 元
23.	傑出職員鍛鍊術	佐佐木正著	180 元
24.	面談獲勝戰略	李芳黛譯	180 元
25.	金玉良言撼人心	森純大著	180 元
26.	男女幽默趣典	劉華亭編著	180 元
27.	機智說話術	劉華亭編著	180 元
28.	心理諮商室	柯素娥譯	180 元
29.	如何在公司崢嶸頭角	佐佐木正著	180 元
30.	機智應對術	李玉瓊編著	200 元
31.	克服低潮良方	坂野雄二著	180 元
32.	智慧型說話技巧	沈永嘉編著	180 元
33.	記憶力、集中力增進術	廖松濤編著	180 元
34.	女職員培育術	林慶旺編著	180 元
35.	自我介紹與社交禮儀	柯素娥編著	180 元
36.	積極生活創幸福	田中真澄著	180 元
37.	妙點子超構想	多湖輝著	180 元
38.	說 NO 的技巧	廖玉山編著	180 元
39.	一流說服力	李玉瓊編著	180 元
40.	般若心經成功哲學	陳鴻蘭編著	180 元
41.	訪問推銷術	黃靜香編著	180 元
42.	男性成功秘訣	陳蒼杰編著	180 元
43.	笑容、人際智商	宮川澄子著	180 元
44.	多湖輝的構想工作室	多湖輝著	200 元
45.	名人名語啟示錄	喬家楓著	180 元
46.	口才必勝術	黃柏松編著	220 元
47.	能言善道的說話秘訣	章智冠編著	180 元
48.	改變人心成為贏家	多湖輝著	200 元
49.	說服的ＩＱ	沈永嘉譯	200 元
50.	提升腦力超速讀術	齊藤英治著	200 元
51.	操控對手百戰百勝	多湖輝著	200 元
52.	面試成功戰略	柯素娥編著	200 元
53.	摸透男人心	劉華亭編著	180 元
54.	撼動人心優勢口才	龔伯牧編著	180 元
55.	如何使對方說 yes	程　羲編著	200 元
56.	小道理・美好生活	林政峰編著	180 元

57. 拿破崙智慧箴言　柯素娥編著　200 元
58. 解開第六感之謎　匠英一編著　200 元
59. 讀心術入門　王嘉成編著　180 元
60. 這趟人生怎麼走　李亦盛編著　200 元
61. 這趟人生無限好　李亦盛編著　200 元

・精　選　系　列・大展編號 25

1. 毛澤東與鄧小平　渡邊利夫等著　280 元
2. 中國大崩裂　江戶介雄著　180 元
3. 台灣・亞洲奇蹟　上村幸治著　220 元
4. 7-ELEVEN 高盈收策略　國友隆一著　180 元
5. 台灣獨立（新・中國日本戰爭一）　森詠著　200 元
6. 迷失中國的末路　江戶雄介著　220 元
7. 2000 年 5 月全世界毀滅　紫藤甲子男著　180 元
8. 失去鄧小平的中國　小島朋之著　220 元
9. 世界史爭議性異人傳　桐生操著　200 元
10. 淨化心靈享人生　松濤弘道著　220 元
11. 人生心情診斷　賴藤和寬著　220 元
12. 中美大決戰　檜山良昭著　220 元
13. 黃昏帝國美國　莊雯琳譯　220 元
14. 兩岸衝突（新・中國日本戰爭二）　森詠著　220 元
15. 封鎖台灣（新・中國日本戰爭三）　森詠著　220 元
16. 中國分裂（新・中國日本戰爭四）　森詠著　220 元
17. 由女變男的我　虎井正衛著　200 元
18. 佛學的安心立命　松濤弘道著　220 元
19. 世界喪禮大觀　松濤弘道著　280 元
20. 中國內戰（新・中國日本戰爭五）　森詠著　220 元
21. 台灣內亂（新・中國日本戰爭六）　森詠著　220 元
22. 琉球戰爭①（新・中國日本戰爭七）　森詠著　220 元
23. 琉球戰爭②（新・中國日本戰爭八）　森詠著　220 元
24. 台海戰爭（新・中國日本戰爭九）　森詠著　220 元
25. 美中開戰（新・中國日本戰爭十）　森詠著　220 元
26. 東海戰爭①（新・中國日本戰爭十一）森詠著　220 元
27. 東海戰爭②（新・中國日本戰爭十二）森詠著　220 元

・運　動　遊　戲・大展編號 26

1. 雙人運動　李玉瓊譯　160 元
2. 愉快的跳繩運動　廖玉山譯　180 元
3. 運動會項目精選　王佑京譯　150 元
4. 肋木運動　廖玉山譯　150 元
5. 測力運動　王佑宗譯　150 元
6. 游泳入門　唐桂萍編著　200 元

7. 帆板衝浪	王勝利譯	300元
8. 蛙泳七日通	溫仲華編著	180元
9. 中老年人游泳指導	溫仲華著	180元
10. 爬泳(自由式)技術與練習	吳河海著	180元
11. 仰泳技術與練習	吳河海著	180元
12. 蝶泳技術與練習	吳河海著	180元
18. 健美操+VCD	蕭光來主編	400元
19. 直排輪休閒與競技	劉仁輝編著	220元
20. 乒乓球發球與接發球	張良西著	200元
21. 乒乓球雙打	李浩松著	180元
22. 乒乓球削球	王蒲主編	220元
23. 乒乓球打法與戰術	岳海鵬編著	220元
24. 乒乓球步法的技巧	張博著	220元
25. 乒乓球弧圈球與臺內球	劉雅玲編著	180元

・運動精進叢書・大展編號 261

1. 怎樣跑得快	沈信生主編	200元
2. 怎樣投得遠	沈信生主編	180元
3. 怎樣跳得遠	沈信生主編	180元
4. 怎樣跳得高	沈信生主編	180元
5. 高爾夫揮桿原理	耿玉東編著	220元
6. 網球技巧圖解	宋強編著	220元
7. 排球技巧圖解	鍾秉樞主編	230元
8. 沙灘排球技巧圖解	鍾秉樞主編	230元
9. 撞球技巧圖解	馬善凱著	230元

・休 閒 娛 樂・大展編號 27

1. 海水魚飼養法	田中智浩著	300元
2. 金魚飼養法	曾雪玫譯	250元
3. 熱門海水魚	毛利匡明著	480元
4. 愛犬的教養與訓練	池田好雄著	250元
5. 狗教養與疾病	杉浦哲著	220元
6. 小動物養育技巧	三上昇著	300元
7. 水草選擇、培育、消遣	安齊裕司著	300元
8. 四季釣魚法	釣朋會著	200元
9. 簡易釣魚入門	張果馨譯	200元
10. 防波堤釣入門	張果馨譯	220元
11. 透析愛犬習性	沈永嘉譯	200元
14. 花卉專家門診	胡一民編著	280元
15. 一年花事早知道	劉宏濤編著	280元
16. 常見花卉栽培	科學研究所編著	280元
17. 養花竅門 99 招	劉宏濤編著	220元

18. 盆花養護 99 招	劉宏濤編著	220 元
19. 盆景養護 83 招	彭春生編著	220 元
20. 園藝植物管理	船越亮二著	220 元
21. 實用家庭菜園ＤＩＹ	孔翔儀著	200 元
22. 住宅修補ＤＩＹ	吉田徹著	200 元
23. 假日木工ＤＩＹ	李久霖譯	200 元
30. 汽車急救ＤＩＹ	陳瑞雄編著	200 元
31. 巴士旅行遊戲	陳羲編著	180 元
32. 測驗你的ＩＱ	蕭京凌編著	180 元
33. 益智數字遊戲	廖玉山編著	180 元
34. 益智腦力激盪	劉筱卉編著	180 元
35. 對人有助益的數學	伸田紀夫著	180 元
40. 撲克牌遊戲與贏牌秘訣	林振輝編著	180 元
41. 撲克牌魔術、算命、遊戲	林振輝編著	180 元
42. 撲克占卜入門	王家成編著	180 元
43. 撲克牌遊戲入門	張欣筑編著	180 元
49. 趣味性史漫談	玄虛叟編著	200 元
50. 兩性幽默	幽默選集編輯組	180 元
51. 異色幽默	幽默選集編輯組	180 元
52. 幽默魔法鏡	玄虛叟編著	180 元
53. 幽默樂透站	玄虛叟編著	180 元
54. 印度幽默小品	玄虛叟編著	180 元
60. 圖解交際舞速成	鐘文訓編著	220 元
70. 亞洲真實恐怖事件	楊鴻儒譯	200 元

・銀髮族智慧學・大展編號 28

1. 銀髮六十樂逍遙	多湖輝著	170 元
2. 人生六十反年輕	多湖輝著	170 元
3. 六十歲的決斷	多湖輝著	170 元
4. 銀髮族健身指南	孫瑞台編著	250 元
5. 退休後的夫妻健康生活	施聖茹譯	200 元

・飲 食 保 健・大展編號 29

1. 自己製作健康茶	大海淳著	220 元
2. 好吃、具藥效茶料理	德永睦子著	220 元
3. 改善慢性病健康藥草茶	吳秋嬌譯	200 元
4. 藥酒與健康果菜汁	成玉編著	250 元
5. 家庭保健養生湯	馬汴梁編著	220 元
6. 降低膽固醇的飲食	早川和志著	200 元
7. 女性癌症的飲食	女子營養大學	280 元
8. 痛風者的飲食	女子營養大學	280 元
9. 貧血者的飲食	女子營養大學	280 元

國家圖書館出版品預行編目資料

芝麻神奇健康法／小林貞作著；高淑珍譯
－初版－臺北市，大展，民 85
面；21 公分－1 版（健康天地；52）；2 版（元氣系列；8）
譯自：ゴマ・スーパー健康法
ISBN 957-557-623-3（平裝）
1. 芝麻 2. 營養 3. 健康法
411.3 85007178

本書原名：ゴマ・スーパー健康法
著 著：小林貞作©Teisaku Kobaysahi 1994
發 行 所：株式會社 ごま書房（Japan）
版權代理：宏儒企業有限公司

芝麻神奇健康法 ISBN 957-557-623-3

原 著 者／小 林貞 作
譯 者／高 淑 珍
發 行 人／蔡 森 明
出 版 者／大展出版社有限公司
社 址／台北市北投區（石牌）致遠一路 2 段 12 巷 1 號
電 話／(02) 28236031・28236033・28233123
傳 真／(02) 28272069
郵政劃撥／01669551
網 址／www.dah-jaan.com.tw
E-mail／service@dah-jaan.com.tw
登 記 證／局版臺業字第 2171 號
承 印 者／國順文具印刷行
裝 訂／建鑫印刷裝訂有限公司
排 版 者／弘益電腦排版有限公司
初版1刷／1996 年（民 85 年） 9 月
2 版1刷／2006 年（民 95 年） 4 月 定價／170 元

大展好書　好書大展
品嘗好書　冠群可期

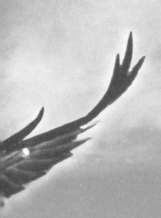

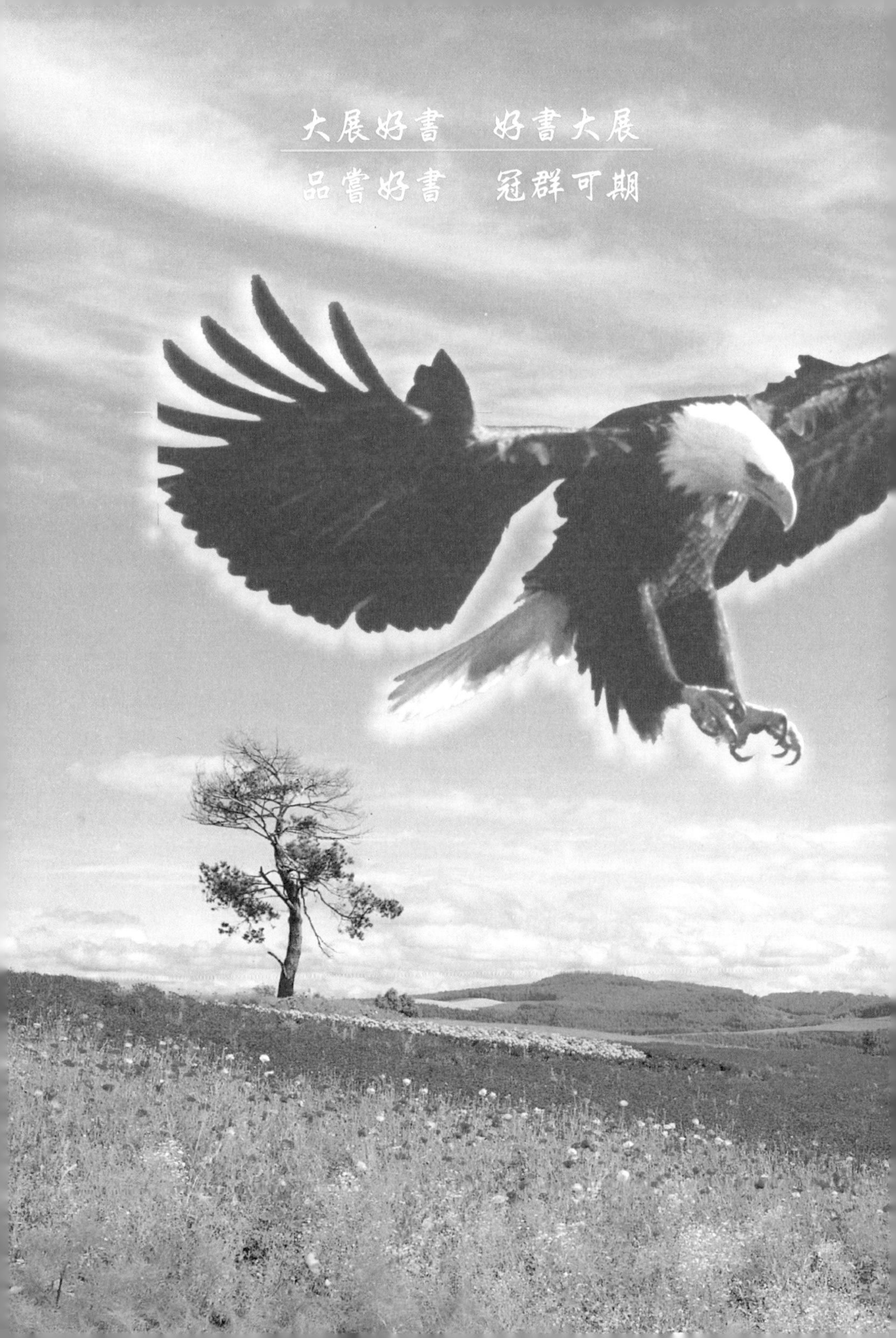
大展好書　好書大展
品嘗好書　冠群可期